# LA DIABETES

## TODO LO QUE NECESITAS SABER PARA CONTROLARLA CON MEDICINA NATURAL

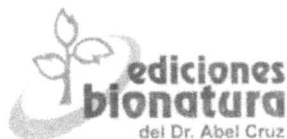

ediciones
bionatura
del Dr. Abel Cruz

# LA DIABETES

## TODO LO QUE NECESITAS SABER PARA CONTROLARLA CON MEDICINA NATURAL

## Dr. Abel Cruz

DR © 2015 Diabetes el asesino silencioso
Dr. Abel Cruz

Primera edición: julio 2013
D.R. ©    Dr. Abel Cruz Hernández
D.R. ©    Ediciones Bionatura Dr. Abel Cruz S.A. de C.V.
          Zacatecas, 43, Col. Roma Norte
          C.P. 06700, México D.F. Tel. 5525-2877

Miembro de la Cámara Nacional
de la Industria Editorial No. 3471

Diseño de portada: Dagoberto Rodríguez
ISBN. 978-1-61244-349-2
Características tipográficas aseguradas conforme a la ley.

Printed in the United States of America

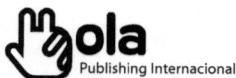

**ola**
Publishing Internacional

Published by  Hola Publishing Internacional
1100 NW Loop 410
Suite 700 - 176
San Antonio, Texas 78213
Toll Free 1-877-705-9647
www.halopublishing.com
www.holapublishing.com
Correo electrónico: contact@halopublishing.com

# CONTENIDO

# INTRODUCCIÓN

Los seres vivos deben proporcionar a las células que lo componen una gran variedad de sustancias para ser utilizadas como fuente de energía o como materias primas. Todas las células necesitan hidratos de carbono, grasas, proteínas, vitaminas, agua y minerales. La nutrición es el proceso por el cual el organismo, previa digestión, absorbe, transforma y utiliza los nutrientes contenidos en los alimentos.

La digestión es el proceso por el cual el organismo, mediante recursos mecánicos y químicos, transforma los alimentos que se ingieren para que puedan ser absorbidos en el tubo digestivo.

El páncreas es un órgano del cuerpo humano que desempeña un papel importante en la digestión de la comida. El páncreas también produce insulina, la principal hormona del cuerpo, encargada de regular la cantidad de glucosa existente en la sangre. Con su función la insulina permite a la glucosa alojarse en las células para que éstas la utilicen como combustible, manteniendo a su vez los niveles de glucosa en la sangre dentro de lo normal. Cuando se come algo, la absorción de los diversos nutrientes, sobre todo de la glucosa, hace que se libere mayor cantidad de insulina y se genera un pico de secreción. Esto hará que la glucosa no se incremente. Es bueno saber que la insulina no sólo actúa sobre el metabolismo de los azúcares, sino también en el de las proteínas y de las grasas del organismo.

La diabetes se caracteriza por los altos niveles de glucosa en la sangre causados por defectos en la producción de insulina, en la acción de la insulina, o en ambas. La diabetes puede provocar graves complicaciones y muerte prematura. Por fortuna, las personas con diabetes pueden tomar medidas para controlar la enfermedad y disminuir el riesgo de sufrir sus complicaciones.

La evidencia epidemiológica, indica que estamos en medio de una epidemia mundial de diabetes tipo II, además de un incremento en la frecuencia de la diabetes tipo II en niños y adolescentes, y en algunas partes del mundo es ya más frecuente la diabetes tipo II que la diabetes tipo I en este grupo de edad.

Básicamente su tratamiento se dirige a la enseñanza constante del paciente sobre la importancia de la dieta como soporte fundamental para controlar la cantidad de glucosa que ingresa a su cuerpo y la necesidad de cumplir con la terapia que su médico le haya indicado, ya sea a base de hipoglucemiantes para el control de la glucosa en sangre o de suministrarse insulina de manera regular para que pueda ser utilizada por sus células, pero además, la medicina naturista le ofrece una amplia gama de opciones que en su conj nto lo pueden llevar a una vida prácticamente sana, con el total control de su glucosa y reduciendo al mínimo la probabilidad de desarrollar las complicaciones.

## Bienvenidos al Mundo Naturista del Dr. Abel Cruz.

El Espíritu del Señor es sobre mí, Por cuanto me ha ungido para dar buenas nuevas a los pobres: Me ha enviado para sanar a los quebrantados de corazón; Para pregonar a los cautivos libertad, Y a los ciegos vista; Para poner en libertad a los quebrantados: Para predicar el año agradable del Señor.

Luc. 4:18-19

**Con infinito amor
para todos mis hermanos y amigos...**

## Dr. Abel Cruz

# LO PRIMERO ES ENTENDER
## QUÉ TE SUCEDE

Para vivir nuestras células necesitan alimentarse, para respirar, movernos, pensar o para que lata el corazón, el cuerpo necesita de energía. Los procesos y funciones en el organismo, dependen del aporte y el equilibrio de los nutrientes que ingresan a través de la alimentación.

La alimentación consiste en proporcionar al cuerpo los nutrientes que necesita no sólo para estar en forma sino, ante todo, para vivir y mantener la salud. Es un proceso voluntario y consciente, influido por factores socioeconómicos, psicológicos y geográficos.

Una vida desordenada, con una alimentación carente y desequilibrada, suele cobrar duros intereses, incluso desde los primeros años de vida, y no digamos en los años por venir.

Si se incurre en alteraciones alimenticias, se expone al organismo a excesos, ignorando las leyes de la alimentación como el equilibrio y la armonía en los nutrientes, si acostumbra ingerir químicos intoxicantes, alimentos elaborados a base de productos artificiales con preservativos y aditivos químicos, exceso de grasas, hidratos de carbono, etc., resulta lógico que pronto se resientan enfermedades de todo tipo, especialmente las crónico degenerativas tan frecuentes, y el cuerpo comience un proceso de envejecimiento prematuro. Envejecer es parte del esquema de la vida, el problema es que este esquema se relaciona muchas veces con el inicio de las enfermedades o con la pérdida de las facultades físicas o mentales. El envejecimiento prematuro es un tipo de envejecimiento no saludable que depende en gran medida de nuestros hábitos de higiene, actividad y alimentación.

En cambio una dieta nutritiva, rica en vitaminas y minerales, además de proteínas, hidratos de carbono, y grasas saludables en proporciones adecuadas, obtenidos de fuentes naturales y orgánicas, proporcionarán los elementos indispensables no sólo para evitar las enfermedades, sino para propiciar un desarrollo armónico y con el máximo de las capacidades orgánicas, mostrando una buena apariencia y salud integral.

Los alimentos nos proporcionan los nutrimentos, que son los elementos que nos permiten vivir y cumplir con estas funciones. Una buena nutrición además de un buen desarrollo nos permite prevenir enfermedades y favorecer la salud.

Las tres principales clases de nutrientes que componen una dieta tradicional son las proteínas, las grasas y los hidratos de carbono, los cuales dan energía al cuerpo y le permiten crecer y subsistir.

La energía es esencial, de lo contrario nuestro cuerpo no podría:

• Reponer las pérdidas de energía y materia viva consumida por la actividad vital del organismo.

• Producir las sustancias necesarias para la formación de nuevos tejidos, incluyendo el crecimiento, y

• Transformar la energía contenida en los alimentos en calor, movimiento y trabajo.

Los alimentos que proporcionan energía hay que comerlos a diario y en cantidad suficiente para mantener una buena salud, pero su abuso también trae consecuencias.

Los seres vivos deben proporcionar a las células que lo componen una gran variedad de sustancias para ser utilizadas como fuente de energía o como materias primas. Todas las células necesitan hidratos de carbono, grasas, proteínas, vitaminas, agua y minerales. La nutrición es el proceso por el cual el organismo, previa digestión, absorbe, transforma y utiliza los nutrientes contenidos en los alimentos.

Estas sustancias están contenidas en moléculas muy grandes que no entran en las células, y deben ser fragmentadas en moléculas más pequeñas, para que puedan entrar en las células; a este proceso se le llama digestión.

La digestión es el proceso por el cual el organismo, mediante recursos mecánicos y químicos, transforma los alimentos que se ingieren para que puedan ser absorbidos en el tubo digestivo.

Mientras que el alimento va avanzado por el intestino se le añaden otras secreciones del propio intestino, como el jugo entérico o jugo intestinal, que contiene diversas enzimas que acaban la tarea de romper las moléculas de todos los nutrientes. Las más importantes son las proteasas, que actúan sobre las proteínas. Al ser las proteínas los nutrientes más complejos, son los que necesitan de una digestión más complicada y laboriosa.

Al mismo tiempo que se siguen descomponiendo los nutrientes, los que ya han alcanzado un tamaño adecuado y son de utilidad, atraviesan la pared intestinal y pasan a la sangre. La absorción se realiza lentamente, pero el área desplegada del interior de nuestro intestino es de unos 150 m2, y al final sólo quedan los materiales no digeribles, junto con el agua y los minerales que se han segregado en las diferentes fases del proceso digestivo.

El páncreas es un órgano del cuerpo humano que desempeña un papel importante en la digestión de la comida. El páncreas también produce insulina, la principal hormona del cuerpo encargada de regular la cantidad de glucosa existente en la sangre.

El páncreas es una glándula de secreción mixta porque vierte su contenido a la sangre, a lo que se le conoce como secreción interna, y al tubo digestivo o secreción externa. Debido a esto podemos dividirlo en porción endocrina y exocrina:

El tejido exocrino del páncreas: que secreta enzimas digestivas. Estas enzimas son secretadas en una red de conductos que se unen al conducto pancreático principal, que atraviesa el páncreas en toda su longitud. Las células exocrinas del páncreas producen jugos digestivos y contienen enzimas que ayudan a procesar la grasa, las proteínas y los hidratos de carbono de los alimentos, liberándolas en unidades más pequeñas para un mejor uso por parte del cuerpo.

El tejido endocrino del páncreas: que está formado por los islotes de Langerhans, y secreta hormonas en el torrente sanguíneo, entre ellas la insulina y el glucagón.

Con su función la insulina permite a la glucosa alojarse en las células para que éstas la utilicen como combustible, manteniendo a su vez los niveles de glucosa en la sangre dentro de lo normal, que es de 70 a 110 mg/dl.

La insulina es una hormona producida en el páncreas que regula la cantidad de azúcar en la sangre. Para entender cómo funciona piensa en que cada una de las células de tu cuerpo es como una pequeña máquina, y como todas las máquinas necesita combustible. Los alimentos que comes están hechos de hidratos de carbono, proteínas y grasas que son utilizados para producir combustible para las células. El principal combustible se llama glucosa y es un azúcar simple.

La glucosa entra a las células a través de unos receptores. Estos son sitios en las células que funcionan sólo cuando la insulina los abre. Una vez adentro, la glucosa puede ser usada como combustible. Pero, sin insulina es difícil para la glucosa poder entrar a las células.

El páncreas libera la insulina a la sangre siempre en relación a la cantidad de glucosa que hay en ella, así cuando la cantidad de glucosa se incrementa después de las comidas, se origina la respuesta del páncreas que también incrementa la liberación de insulina, la cual conduce la glucosa al interior de las células. Piensa en la insulina como si fuera el embudo que permite a la glucosa pasar a través de los receptores hasta el interior de las células.

Como hormona que es, la insulina requiere de un receptor para poder actuar. El receptor de esta hormona está ubicado en la superficie de las células o sea, en las membranas celulares. Al unirse al receptor, éste se activa y genera una serie de cambios en cadena dentro de la célula que termina con la formación e incorporación en la membrana celular de unas estructuras tubulares o "poros" que llamamos gluco-transportadores. A través de estos poros ingresa la glucosa al interior de la célula.

La insulina como ya vimos, es una pequeña proteína producida, almacenada y liberada por el páncreas. Dentro de las vesículas donde se almacenan las moléculas de insulina, cada una de ellas se une espontáneamente a otra para formar dímeros, y luego tres dímeros se unen con un zinc para formar hexámeros, que se liberan en pequeñas cantidades en forma permanente, durante el día y la noche. Esto lo conocemos como insulinemia basal.

Cuando se come algo, la absorción de los diversos nutrientes, sobre todo de la glucosa, hace que se libere mayor cantidad de insulina y se genera un pico de secreción. Esto hará que la glucosa no se incremente. Es bueno saber que la insulina no sólo actúa sobre el metabolismo de los azúcares, sino también en el de las proteínas y de las grasas del organismo. Por eso es considerada como una hormona anabólica.

La mayoría de las células requieren de la insulina para que la glucosa ingrese y sea utilizada como fuente de energía, en especial las de los músculos. Sin embargo en algunas, como las células nerviosas y los glóbulos rojos, la glucosa ingresa libremente a su interior sin necesidad de la insulina.

Si sabemos los sitios y los mecanismos de secreción y de acción de la insulina, podremos entender la diferencia en los dos tipos principales de diabetes y el porqué de algunos de los síntomas de la diabetes.

Así, en la diabetes tipo I hay una destrucción "autoinmune" (los sistemas de defensa del organismo atacan sus propias células) de las células beta, y al ser destruidas no hay quien produzca insulina; por este defecto en la secreción, los pacientes con diabetes tipo I requieren de la aplicación por vía externa de la insulina.

Cuando se tiene menos cantidad de insulina por no funcionar bien el páncreas, se dificulta el transporte de la glucosa al interior de las células de los órganos y ésta queda en la sangre, aumentando su nivel por encima de valores normales, a la vez que las células no tienen energía suficiente para funcionar adecuadamente. Ante esta situación, el organismo utiliza como fuente de energía a la grasa, por lo que se producen alteraciones como la formación excesiva de cuerpos cetónicos por ejemplo.

En los pacientes diabéticos tipo II existen defectos a nivel del receptor en la célula de la insulina, o en el interior de la célula, que ocurren después de la unión de la insulina con su receptor, o a nivel de los gluco-trasportadores. Estos defectos en la acción de la insulina son favorecidos por el exceso de grasa corporal que generan un estado que llamamos de "resistencia a la insulina". Por esto, algunos pacientes con este tipo de diabetes pueden controlar su enfermedad al bajar de peso o con ciertos medicamentos que mejoran la acción de la insulina.

La mayoría de las personas tenemos la predisposición a ciertos padecimientos por las características heredadas; sin embargo, la manifestación de la enfermedad en sí no depende únicamente de la herencia, sino de nuestros hábitos en las demás áreas (ejercicio, mente, nutrición y medio social) que pueden fortalecer nuestra resistencia a la enfermedad o incrementar nuestra vulnerabilidad, según sean nuestros hábitos.

Los bajos niveles de actividad física y la fácil incorporación o ingesta de calorías, provocan un desbalance energético positivo en que la ingesta supera al gasto y por lo tanto crece el o los depósitos de grasa.

Esto simplemente conduce a un deterioro de la composición corporal, es decir, los porcentajes de tejido muscular, óseo y adiposo pierden la armonía o proporción entre sí; proporción que se requiere para una buena función, y desde esta situación se da inicio a que diversos factores de riesgo, a los que uno está expuesto, se manifiesten de manera rápida, temprana y significativa, produciéndose enfermedades crónico degenerativas como la diabetes entre muchas otras.

# DIABETES: SANGRE MÁS DULCE QUE LA MIEL

La diabetes se caracteriza por los altos niveles de glucosa en la sangre causados por defectos en la producción de insulina, en la acción de la insulina, o en ambas; puede provocar graves complicaciones y muerte prematura. Por fortuna, las personas con diabetes pueden tomar medidas para controlar la enfermedad y disminuir el riesgo de sufrir sus complicaciones.

La diabetes es el resultado de un desorden del metabolismo: el proceso que convierte el alimento que ingerimos en energía. Como ya lo vimos, la insulina es el factor más importante en este proceso. Durante la digestión se descomponen los alimentos para crear glucosa, la mayor fuente de combustible para el cuerpo. Esta glucosa pasa a la sangre, donde la insulina le permite entrar en las células, pero cuando se presenta la diabetes, la glucosa se queda circulando en la sangre sin cumplir su función.

La diabetes mellitus (DM) es una enfermedad metabólica crónica degenerativa, caracterizada por el incremento de los niveles de azúcar en la sangre (hiperglicemia) debido a una deficiencia en la secreción y acción de la insulina, que afecta a millones de personas en el mundo. Este defecto en la producción o uso de la insulina, provoca que la glucosa se concentre en la sangre, de forma que el cuerpo se ve privado de su principal fuente de energía. Además los altos niveles de glucosa en la sangre pueden dañar los vasos sanguíneos, los riñones y los nervios.

La hiperglicemia crónica condiciona a largo plazo el desarrollo de daños en los riñones, en la retina, alteraciones de la sensibilidad y complicaciones cardiovasculares, lo que determina una alta morbilidad y mortalidad de los pacientes diabéticos respecto a la población general si no se controla adecuadamente.

Hay dos tipos de diabetes:

• Diabetes mellitus tipo I o dependiente de insulina, y

• Diabetes mellitus tipo II o no dependiente de insulina, aquella que surge por la falla en los receptores de la insulina.

Se conoce como diabetes mellitus insulinodependiente o diabetes juvenil a la diabetes tipo I. La diabetes tipo I se desarrolla cuando el sistema inmunológico del cuerpo destruye las células beta del páncreas, las únicas células del cuerpo que producen la hormona insulina que regula la concentración de glucosa en la sangre.

La diabetes tipo I representa entre el 5% y el 10% de todos los casos diagnosticados de diabetes. Por lo general, ese tipo de diabetes ataca a los niños y a los adultos jóvenes, aunque la aparición de la enfermedad puede producirse a cualquier edad. Los factores de riesgo para la diabetes tipo I pueden ser factores autoinmunes, genéticos o ambientales.

Para sobrevivir, las personas con diabetes tipo I deben administrarse insulina, ya sea mediante inyecciones o con una bomba de insulina.

La diabetes tipo II se conoce también como diabetes mellitus no insulinodependiente o diabetes del adulto, y representa entre el 90% y el 95% de todos los casos diagnosticados de diabetes. La causa principal es la obesidad, además de otros factores de tipo ambiental y genético. En este caso las células crecen y se deforman de tal forma que aunque el páncreas produzca insulina, ésta no puede "abrir el cerrojo que le permita a la glucosa entrar en ellas y servirles de combustible". Inicia por una resistencia a la insulina, trastorno en el cual las células no utilizan la insulina de manera adecuada, pero a medida que aumenta la necesidad de insulina tratando de compensar la resistencia de las células, el páncreas pierde gradualmente su capacidad de producirla.

Está asociada con la edad adulta, la obesidad, antecedentes familiares de diabetes, antecedentes de diabetes gestacional, trastornos en la asimilación de la glucosa, inactividad física, y raza. En la actualidad, si bien es raro, la diabetes tipo II se está presentando con mayor frecuencia en niños, adolescentes y adultos jóvenes, debido principalmente a la obesidad y los pésimos hábitos actuales de alimentación.

La diabetes tipo II también se llega a presentar durante el embarazo, a lo que se le denomina diabetes gestacional, como una forma de intolerancia a la glucosa en el organismo de la mujer gestante. La diabetes gestacional se manifiesta con mayor frecuencia en mujeres obesas y en mujeres con antecedentes familiares de diabetes.

Durante el embarazo, la diabetes gestacional requiere de un tratamiento para normalizar los niveles de glucosa en la sangre de la madre, con el fin de evitar complicaciones en el bebé. Luego del embarazo, entre el 5% y el 10% de las mujeres que tuvieron diabetes gestacional desarrollan de manera definitiva una diabetes tipo II, además las mujeres que tuvieron diabetes gestacional, tienen una probabilidad de entre un 20% y un 50% de desarrollar diabetes tipo II en los 5 a 10 años siguientes. El 70% de las mujeres que tuvieron diabetes gestacional desarrollarán diabetes tipo II en algún momento de su vida, y mucho depende de sus hábitos esa probabilidad.

Existen otras causas de diabetes que se producen debido a trastornos genéticos específicos, cirugías, medicamentos, desnutrición, infecciones y otras enfermedades. Esos casos representan entre el 1% y el 5% del total de los casos diagnosticados con diabetes.

La prediabetes es una condición que aumenta el riesgo de padecer diabetes tipo II, enfermedades cardíacas y derrame cerebral. Estos pacientes tienen niveles de glucosa en la sangre más altos de lo normal, pero no lo suficientemente altos como para diagnosticarlos con diabetes tipo II. Se considera que 1 de cada 6 adolescentes que tienen sobrepeso entre las edades de 12 a 19 años tienen prediabetes.

En México según datos de la Secretaría de Salud el 9% de la población adulta es diabética y 28 de cada 100 enfermos desconocen que la padecen.

La diabetes por definición es incurable y sólo se controla tratando de evitar que el proceso degenerativo avance rápidamente, esta situación y la gran cantidad de pacientes diabéticos en el mundo, han generado el desarrollo de una amplia gama de productos y medicamentos dirigidos a estos pacientes.

La evidencia epidemiológica, indica que estamos en medio de una epidemia mundial de diabetes tipo II, además de un incremento en la frecuencia de la diabetes tipo II en niños y adolescentes y en algunas partes del mundo, es ya más frecuente la diabetes tipo II que la diabetes tipo I en este grupo de edad.

# FACTORES DE RIESGO
# PARA LA DIABETES

Entre los factores de riesgo se encuentra la herencia. Las personas que tienen familiares con diabetes tienen el doble de riesgo de desarrollar la enfermedad.

El grupo étnico es otro factor, el 7% de la población blanca tiene la diabetes en algún momento de su vida, en la raza negra el índice es de 11%, y en la población indígena llega al 35%.

El riesgo de desarrollar diabetes aumenta progresivamente en la medida que se aumenta de peso. Cerca del 80% de las personas con diabetes tienen exceso de peso. Hay que tener en cuenta que muchas personas con sobrepeso y obesidad pierden mucho peso por tener una diabetes mal controlada o porque no se les ha diagnosticado la enfermedad aún. En hombres y mujeres, la ganancia de cinco kilos o más de peso, entre los 18 y 20 años de edad, está asociada con un incremento en el riesgo de padecer diabetes cuando sean adultos.

El sobrepeso y la obesidad están provocando la aparición de diabetes en personas cada vez más jóvenes, esta realidad está causando alarma a las autoridades médicas ya sea en los países desarrollados, como en aquellos en desarrollo. La prevalencia de obesidad en todo el mundo está aumentando para alcanzar proporciones epidémicas en un ritmo alarmante. La obesidad es considerada el principal factor modificable de riesgo de desarrollar diabetes tipo II. Se calcula que al menos la mitad de todos los casos de diabetes tipo II se eliminaría si se pudiese prevenir el aumento de peso en los adultos.

La posibilidad de desarrollar diabetes cuando se tiene sobrepeso u obesidad depende de la interacción de una serie de factores:

- La cantidad de grasa intra-abdominal.

- La predisposición genética a desarrollar resistencia a la insulina.

- El nivel de sobrepeso u obesidad que tiene la persona.

- La capacidad de producción de insulina de la persona.

Existen ciertas características por las cuales una persona con sobrepeso y obesidad incrementa el riesgo de desarrollar diabetes. Estas son:

- Obesidad durante la infancia y la adolescencia.

- Ganancia progresiva de peso a partir de los 18 años de edad.

- Obesidad abdominal.

- Sedentarismo (que no hace actividad física ni ejercicio).

- Dieta alta en grasas y baja en fibra.

- Pertenencia a un grupo étnico con alta prevalencia de diabetes.

¿Quiénes corren mayor riesgo de contraer diabetes tipo I?

- Los hermanos de pacientes con diabetes tipo I.
- Los hijos de pacientes con diabetes tipo I.

¿Quiénes corren mayor riesgo de contraer diabetes tipo II?

- Las personas con tolerancia anormal a la glucosa y/o alteración de la glucosa en ayunas.

- Las personas mayores de 45 años.

- Las personas con antecedentes de diabetes en su familia.

- Las personas con sobrepeso.

- Las personas con una alimentación alta en grasas, azúcares refinados y sin fibra.

- Las personas expuestas a estrés constante.

- Las personas que no hacen ejercicio regularmente.

- Las personas con niveles bajos de colesterol HDL.

- Niveles altos de triglicéridos, un tipo de molécula de grasa, en la sangre (250 mg/dl o más).

- Hipertensión arterial (superior o igual a 140/90 mmHg).

- Las mujeres que han padecido diabetes gestacional o que han tenido un bebé de más de 4 kilos de peso al nacer.

El riesgo de la diabetes tipo II aumenta con la edad. La mitad de las personas diagnosticadas con diabetes tienen más de 55 años de edad. Si bien no se puede modificar la edad, hay cosas que se pueden hacer en cuanto a otros factores de riesgo para prevenir el desarrollo de la enfermedad.

El riesgo de desarrollar diabetes aumenta con la cantidad de factores de riesgo que se acumulen. Si se tienen dos o más factores de riesgo, lo mejor es comenzar a eliminar aquellos que pueden controlarse como la dieta, la alimentación, el estrés y el sobrepeso, además de mantener un estricto control médico cada seis meses como mínimo.

# SIGNOS Y SÍNTOMAS
# DE LA DIABETES

La sangre circula por todo el organismo y llega hasta el riñón donde se filtra y se limpia, eliminando las sustancias que le sobran. Si la cantidad de glucosa en la sangre es normal, el riñón no deja eliminar glucosa por la orina, pero cuando la glucosa está aumentada, como ocurre en la diabetes, aparece glucosa en la orina y es un reflejo de los niveles que había en la sangre cuando se filtró.

Esto ocurre cuando los niveles de glucosa en la sangre superan, como término medio, los 160 a 180 mg/dl, a lo que se le llama "umbral" del riñón para la glucosa. Pondremos un ejemplo para entenderlo mejor: hay un gran río que al final tiene una presa, y sólo si el agua del río sube atraviesa la presa. El riñón actúa como esta presa. Cuando la glucosa sanguínea es normal, la presa del riñón no deja pasar la glucosa y no hay glucosa en la orina.

Si la glucemia supera a 180 mg/dl la glucosa aparece en la orina. Cuanto mayor es la cantidad de glucosa que hay en la sangre, mayor es la derrama sobre el límite del riñón (la presa), con la mayor cantidad de glucosa en la orina. Así, utilizamos el término "umbral" del riñón para la glucosa, para explicar que los niveles de glucemia por encima de éste hacen que aparezca glucosa en la orina. Este umbral puede variar de una persona a otra y en algunos casos, ser incluso superior a 200 o inferior a 165 mg/dl.

Una persona puede tener diabetes y no darse cuenta porque los síntomas son a veces muy leves, no siempre son obvios y pueden tardar mucho tiempo en manifestarse, además de ser muy variables.

La hipoglucemia, o baja presencia de azúcar en la sangre, es un signo que puede presentarse en las personas con diabetes. Algunos de los síntomas de la hipoglucemia son: temblores, mareos, sudoraciones, dolores de cabeza, palidez, cambios repentinos en estados de ánimo, entre otros.

Hiperglucemia, o la alta presencia de azúcar en la sangre, es el signo predominante en las personas que tienen diabetes y deberá mantenerse controlada. Algunos síntomas incluyen aumento de sed, aumento de hambre, respiración acelerada, náusea o vómito, visión borrosa y **resequedad** de la boca.

Cetoacidosis es la acumulación **de cetonas** en la sangre y se debe a la falta de insulina en el organismo. Suele sólo afectar a personas con diabetes tipo I, y es raro en personas con diabetes tipo II. La cetoacidosis es una complicación muy grave para la cual se deberá buscar asistencia médica inmediata. Entre los síntomas están: exceso de orina, exceso de sed, aliento afrutado, respiración acelerada, náusea o vómito, cansancio y desorientación.

Con lo que hemos analizado en cuanto a la función del páncreas, la insulina y la diabetes mellitus, pueden comprenderse los síntomas y signos de la enfermedad que son:

Se acumulan cantidades importantes de glucosa en la sangre por no tener insulina. Las células piden energía y el organismo la envía desde los depósitos de glucosa. A esta elevación de la glucosa en la sangre la conocemos como hiperglucemia.

Cuando la glucosa se eleva en la sangre por encima de un determinado nivel, aparece en la orina. A la presencia de glucosa en la orina se le llama glucosuria; para que ésta pueda eliminarse por la orina es necesario que se disuelva en cantidades importantes de agua, por esta razón, el paciente con diabetes orina muchas veces y en grandes cantidades. A esto se le llama poliuria.

Para compensar la pérdida de agua por la orina, el paciente siente mucha sed, incluso a veces por la noche. A este síntoma se le llama polidipsia.

Al no poder ser utilizada la glucosa, las células reclaman energía y el diabético trata de compensarlo aumentando la cantidad de alimento ingerido. A este incremento del apetito se le llama polifagia.

Al no tener las células la energía suficiente que les proporciona la glucosa, por no transportarla la insulina a su interior, tienen que echar mano de la energía que les proporcionan las grasas, por lo que el paciente comienza a perder peso, y el desecho o residuo de esta energía son los cuerpos cetónicos que se eliminan por la orina. A esto se le conoce como cetonuria.

Aunque el paciente diabético coma más, las células no tienen energía suficiente, originándose la movilización de sus energías de reserva y por ello el diabético adelgaza y se cansa.

Señales de alerta de la diabetes:

Diabetes tipo I

- Ganas frecuentes de orinar.
- Sed inusual.
- Hambre excesiva.
- Orina excesiva.
- Pérdida de peso inusual.
- Fatiga extrema.
- Irritabilidad.

Diabetes tipo II

- Cualquiera de los síntomas de la diabetes tipo I.
- Infecciones frecuentes.
- Visión borrosa.
- Heridas o moretones que tardan en curarse.
- Cosquilleo y adormecimiento en las manos o los pies.
- Infecciones recurrentes en la piel, las encías o la vejiga.
- A menudo, las personas con diabetes tipo II no tienen síntomas.

Si estos síntomas tempranos de diabetes no son reconocidos y no se empieza un tratamiento oportuno y adecuado, unos elementos químicos denominados acetonas pueden desarrollarse en la sangre y producir dolores de estómago, nauseas, vómitos, mal aliento, problemas de respiración e incluso pérdida de la conciencia.

Todos estos síntomas son los que hacen sospechar la existencia de diabetes, pero para confirmarla es necesario hacer un análisis de la glucosa en la sangre y orina.

## GLUCOSA EN SANGRE

La presencia de síntomas evidentes no constituye un diagnóstico definitivo. El diagnóstico de diabetes mellitus tiene que hacerse a través de estudios de laboratorio, precisamente con dos muestras de sangre tomadas en días diferentes.

El diagnóstico se hace mediante un análisis de glucosa en una muestra de sangre obtenida de la vena. Los métodos de sangre capilar no son aceptados para el diagnóstico, sólo se aceptan para el control y seguimiento.

Estudios de laboratorio:

Glicemia en ayunas: sirve para medir la cantidad de azúcar en la sangre. Este examen también es conocido con el nombre de glucosa en sangre. La glucosa es la forma más simple del azúcar y es la fuente principal de la energía en el cuerpo. En ayunas significa que al momento de hacer el estudio, no se ha comido ni bebido nada durante varias horas. Debe realizarse con un ayuno de 10 a 12 horas. Cifras superiores a 140 mg/dl en plasma venoso repetidamente, con o sin síntomas de la enfermedad se diagnostican como diabetes. En los casos en que los valores de glicemia sean inferiores a la cifra anterior, pero superiores a los valores normales (entre 120 y 140 mg/dl), es necesario realizar la prueba de tolerancia a la glucosa.

Glicemia al azar: se considera glicemia al azar a toda determinación de glucosa en cualquier momento del día, sin relación a la ingesta de alimento. Se considera positiva para sospechar de diabetes a valores superiores a 200 mg/dl de glucosa en sangre, asociada o no a los síntomas de la diabetes.

Tolerancia a la Glucosa: la prueba de tolerancia a la glucosa en ayunas es la forma más simple y rápida de medir la glucosa en la sangre y diagnosticar la diabetes. En ayunas significa que la persona no ha comido ni bebido nada (excepto agua) durante 8 a 12 horas antes del examen. El diagnóstico de intolerancia a la glucosa se hace con la prueba de carga de glucosa con 75 g en ayunas, disolviendo la glucosa en 250 ml de agua. Se toman muestras de sangre venosa a la hora 0, 1 y 2. El diagnóstico se establece si la glicemia de las 2 horas está entre 140-200 mg/dl. El diagnóstico de intolerancia a la glucosa de ayunas se establece si la glicemia inicial está entre 120 y 130 mg/dl. Valores de glicemia en ayunas menores a 110 mg/dl son normales.

Las personas con prediabetes presentan alteración de la glucosa en ayunas y tolerancia anormal a la glucosa. La alteración de la glucosa en ayunas es una afección en la que el nivel de azúcar en la sangre en ayunas es de 100 a 125 miligramos por decilitro (mg/dl), luego de una noche de ayuno. El nivel es más alto de lo normal, pero no lo suficientemente alto para clasificarse como diabetes.

La tolerancia anormal a la glucosa es una afección en la que el nivel de azúcar en la sangre es de 140 a 190 mg/dl luego de realizar una prueba oral de tolerancia a la glucosa de 2 horas. El nivel es más alto de lo normal, pero no lo suficientemente alto para clasificarse como diabetes.

# TRATAMIENTO DE LA DIABETES MELLITUS

Básicamente el tratamiento se dirige a la enseñanza constante del paciente sobre la importancia de la dieta como soporte fundamental para controlar la cantidad de glucosa que ingresa a su cuerpo, y la necesidad de cumplir con la terapia ya sea a base de hipoglucemiantes para el control de la glucosa en sangre, o de suministrarse insulina de manera regular, para que pueda ser utilizada por sus células, además del ejercicio aeróbico regular. El tratamiento por tipo de diabetes se resume de la siguiente manera:

Diabetes tipo I:

- Nuevos hábitos de alimentación y control en la ingesta de calorías.
- Actividad física.
- Pruebas de glucosa en el hogar varias veces al día.
- Inyecciones diarias de insulina.
- Terapia natural complementaria.

Diabetes tipo II:

- Nuevos hábitos de alimentación y control en la ingesta de calorías.
- Actividad física.
- Pruebas de glucosa en el hogar.
- Medicamento oral y/o insulina en algunos casos.
- Terapia natural complementaria.

Los pilares del tratamiento de la diabetes son la insulina o las pastillas hipoglucemiantes, la dieta y el ejercicio:

Insulina:

El empleo de una sola dosis de insulina inyectable, no es aconsejable en la actualidad, aunque por accesibilidad y costo sigue usándose en muchos casos. El tratamiento con infusión subcutánea continua de insulina con bomba portátil, o de insulina inhalada puede ayudar a conseguir un buen control, aunque requiere más esfuerzo por parte de los pacientes, y un mayor compromiso del equipo de salud. Hoy en día es indiscutible la importancia de un estricto control de laboratorio, por lo que puede merecer la pena el esfuerzo para reducir las complicaciones micro vasculares y nerviosas.

Dado que la insulina puede ocasionar daño en el tejido graso subyacente a la piel en el sitio donde se inyecta, lo que termina impidiendo la correcta absorción de ella, se recomendará la rotación de los sitios de inyección.

Hipoglucemiantes:

Es preciso tener presente que los hipoglucemiantes orales no son insulina. Son preparados con distintos mecanismos de acción, que se pueden utilizar por vía oral y que se emplean en el tratamiento de determinados diabéticos cuando no se consigue un correcto control de la glucosa, a pesar de realizar correctamente el plan de alimentación y una actividad física adecuada.

Según su forma de actuar, encontramos varios tipos de Hipoglucemiantes Orales:

Estimuladores de la secreción de insulina:

- Sulfonilureas.
- Metiglinidas.

Aumentan la sensibilidad de los tejidos a la insulina:

- Biguanidas.
- Glitazonas.

Retardantes de la absorción intestinal de glucosa:

- Acarbosa.
- Miglitol.

Dieta

Los objetivos son:

- Prevenir las hipoglucemias (baja peligrosa de azúcar en la sangre).
- Minimizar el aumento de la glucosa después de las comidas.
- Evitar el aumento descontrolado de la glucosa en sangre por causas accidentales (transgresiones, fundamentalmente por ingestión de dulces, golosinas o comidas industrializadas).
- Mantener una buena nutrición y el desarrollo adecuado del organismo.

Para ello debemos procurar una dieta equilibrada. Los principios fundamentales los veremos en el capítulo correspondiente, pero como tal son:

- Regularizar los horarios de comidas.
- Repartir las comidas en 5 a 6 tomas al día.
- No saltarse comidas, ni picar entre comidas.

No se restringe el consumo de frutas, ya que administradas entre las comidas principales no alteran sustancialmente la glucosa de la sangre. Hay que individualizar el plan de alimentos para adecuarlo a las necesidades particulares de los pacientes. Es importante insistir en el horario de las comidas, que debe ser similar cada día, compatible con su estilo de vida y teniendo en cuenta la actividad física.

Ejercicio:

Se debe recomendar ejercicio regular bien dosificado y participación activa en deportes organizados con control, lo que repercute positivamente en el bienestar físico y psicosocial del paciente, y en el control metabólico de la glucosa. Son preferibles los ejercicios aeróbicos. Se aconseja que en caso de cetosis se evite el ejercicio.

El control de la diabetes es un constate balance de estos tres pilares fundamentales del tratamiento, además del control médico de enfermedades agregadas; si se pierde dicho balance pueden sobrevenir dos emergencias, la hipoglucemia y la hiperglucemia. La educación para la salud es de gran importancia para el paciente en el control y cumplimiento del tratamiento, única forma de conseguir los objetivos propuestos. El autocontrol de glucosa (con los análisis caseros de sangre) representa uno de los avances más importantes en el tratamiento de la diabetes: se recomiendan de 6 a 7 controles como mínimo a la semana, 3 antes de comer, 3 después de comer, y a veces uno de madrugada.

La prevención y el tratamiento de la obesidad mediante un estricto control médico, son factores primordiales para evitar el desarrollo de la diabetes y como parte del tratamiento para evitar complicaciones.

Los avances de la medicina son cada día mas increíbles y dan a cualquier enfermo grandes esperanzas en el control y tratamiento de su enfermedad, esto es lo que sucede con la Terapia Celular para la Diabetes, ésta consiste en la regeneración de órganos y tejidos mediante la utilización de células progenitoras, para el caso de la diabetes mellitus la obtención de estas células se hace de la médula ósea. Las células madre, se procesan en un laboratorio especializado para obtener la población de células progenitoras que tienen el efecto reparador en las células beta del páncreas productoras de insulina, y posteriormente se implantan en una zona cercana al páncreas.

Las células madre son células inmaduras o indiferenciadas que tienen la capacidad de dar origen a células maduras o especializadas. Estas células son conocidas con otros nombres como: células tronco, células stem o stem cells y el nombre más adecuado en español es el de células progenitoras, sin embargo el término de células madre se ha posicionado en la mente de la gente.

Las células madre se agrupan según el lugar de donde se obtiene, esto es, si se obtienen de un embrión se definen como células madre embrionarias y si se obtiene de un ser humano formado se les conoce como células madre adultas. Las células madre (CM) de sangre de cordón umbilical comparten algunas características con las células madre que hay en la médula ósea, sin embargo las células madre de sangre de cordón son aún más inmaduras y plásticas, por lo que tienen una mayor capacidad de manipulación para su uso en los pacientes.

La plasticidad celular se refiere a la capacidad que tienen las células madre para dar origen a diferentes células del organismo, por ejemplo las células madre de la sangre de cordón umbilical en forma natural dan origen a glóbulos rojos blancos y plaquetas, pero mediante ciertos estímulos se pueden transformar en células productoras de insulina (como las del páncreas), en células cardiacas, en células hepáticas, en células nerviosas, en cartílagos, neuronas y muchas más.

La terapia celular es la restauración de órganos y tejidos dañados como consecuencia de lesiones o enfermedades degenerativas crónicas, mediante la utilización de células madre. Esta terapia es una esperanza para muchos pacientes diabéticos conforme se vaya perfeccionando y por otro lado sea accesible para la mayoría de los pacientes, pero ya es una realidad. De cualquier forma, no será totalmente efectiva y mucho menos definitiva, si el paciente no cambia sus hábitos higiénico dietéticos, ya que el daño a las nuevas células puede volver a presentarse y más cuando el problema es una resistencia a la insulina por daño en las células de todo el organismo.

# COMPLICACIONES
# DE LA ENFERMEDAD

La diabetes suele causar complicaciones a largo plazo en algunas personas, incluso enfermedades del corazón, apoplejía, trastornos visuales y afecciones en el riñón. La diabetes provoca con el paso del tiempo otros problemas en otras partes del organismo, en los vasos sanguíneos, los nervios y las encías.

Es indudable que el principal problema de la diabetes es la presencia de complicaciones metabólicas, vasculares y neurológicas. Muchas de las complicaciones de la diabetes requieren el cuidado clínico de un médico o de otro profesional de la salud, pero todas necesitan sin excepción de la prevención y el control que el paciente y su familia deben tener.

Dadas las complicaciones a corto y largo plazo que genera, la diabetes es una de las enfermedades crónicas que exigen un mayor control permanente para evitar daños irreversibles a temprana edad y mortalidad. Estas complicaciones se dividen en agudas y crónicas; las primeras suelen tener una manifestación más escandalosa y se tratan en los centros hospitalarios por ser de alto riesgo en el momento en que se presentan; mientras que las complicaciones crónicas, que son alteraciones irreversibles de los tejidos del organismo, pueden pasar inadvertidas mucho tiempo:

## COMPLICACIONES AGUDAS:

Cetosis:

Es muy frecuente. Consiste en la presencia de cuerpos cetónicos en la orina, en ausencia de acidosis metabólica.

Causas: aporte insuficiente de hidratos de carbono que conduce al organismo a utilizar las grasas para obtener energía, las cuales se degradan en el hígado y producen los cuerpos cetónicos; déficit de insulina.

Síntomas: ardor de estómago, pérdida de apetito, náuseas, cansancio, hiperglicemia y aliento característico.

Cetoacidosis diabética:

Típica de pacientes jóvenes de diabetes mellitus tipo I, es consecuencia de un déficit de insulina; el exceso de glucosa en sangre es eliminado parcialmente por el riñón, dando lugar a un aumento en la cantidad de orina con la consiguiente pérdida de agua y electrolitos. La pérdida de agua origina aumento de la sed y deshidratación.

Causas: infecciones intercurrentes, uso inadecuado de la insulina, ingesta inadecuada, ingesta de alcohol, y toma de fármacos (esteroides, diuréticos, etc.).

Síntomas: náuseas, vómitos, sed, poliuria, calambres en piernas, dolor abdominal, aliento cetósico, deshidratación, taquicardia e hipotensión. Glucosa en sangre superior a 250 mg/dl, cuerpos cetónicos en orina y acidosis metabólica.

Hipoglucemia:

Los valores de glucosa en sangre caen por debajo de 50-60 mg/dl. Es frecuente en el tratamiento con insulina y muy habitual entre diabéticos adolescentes o adultos mayores que no tienen una buena alimentación.

Causas: exceso o error en la dosis, disminución o retraso en las tomas de alimento, ejercicio físico excesivo mal dosificado, disminución de la función renal o hepática, toma de otros fármacos, enfermedades adyacentes.

Síntomas: debilidad y cansancio, dolor de cabeza, confusión, sudoración, aumento de la frecuencia cardiaca, ansiedad, temblor, sensación de hambre, trastornos del comportamiento y coma diabético.

Coma hiperosmolar no cetósico:

Deshidratación muy intensa, elevación importante de la glucosa en sangre y ausencia de acidosis. El pronóstico es peor que en la cetoacidosis, con un elevado porcentaje de fallecimientos por infarto, trombosis, embolismo, etc.

## COMPLICACIONES CRÓNICAS:

Microangiopatías:

Afectan a los vasos de pequeño calibre. Los factores de riesgo son la edad del paciente al comenzar la diabetes, la duración de la enfermedad, el grado de control, la hipertensión arterial o la insuficiencia renal.

Macroangiopatías o arteriosclerosis:

Afecta a los vasos de gran calibre. No es una alteración exclusiva de los diabéticos pero éstos las sufren con mayor frecuencia y tienen una evolución más rápida. La lesión fundamental es la placa de colesterol, con localización preferente en las extremidades inferiores. Se manifiesta en forma de claudicación intermitente, alteración muscular y cutánea, úlceras, etc. Si la localización es coronaria pueden contribuir a la aparición de angina de pecho o infarto de miocardio y afecta también a la circulación cerebral.

La manifestación más frecuente se reflejará en los pies, muy vulnerables por la falta de sangrado y por la afección neurológica, que hace que los pacientes pierdan sensibilidad y requieran un cuidado especial para evitar muerte del tejido, infecciones graves y amputaciones.

Neuropatías:

Afectan al sistema nervioso. La neuropatía no guarda relación con el tiempo transcurrido desde que se encuentre la enfermedad. Las lesiones son irreversibles, y pueden consistir en trastornos en la sensibilidad al dolor y a la temperatura (especialmente en extremidades inferiores) y en parálisis motoras a cualquier nivel, que afortunadamente sí pueden ser controladas. Cuando se trata de una neuropatía vegetativa pueden producirse anomalías en la regulación de la presión arterial, diarreas o impotencia sexual. Las primeras manifestaciones son la sensación de dolor y quemazón.

Entre las complicaciones crónicas más frecuentes que encontramos en la diabetes están:

Retinopatía diabética:

Comprende todas las anomalías y lesiones estructurales que aparecen a nivel de la retina en el curso de la enfermedad diabética.

La retinopatía diabética es una microangiopatía (enfermedad de los vasos sanguíneos más pequeños de la retina) producida por diversos factores relacionados con la enfermedad diabética no bien delimitados todavía en la actualidad. Además de la duración y el tipo de diabetes, existen otros factores que van a condicionar la evolución de la retinopatía, siendo convenientes controles muy frecuentes. Por el contrario existen curiosamente una serie de factores que nos protegen del desarrollo de la retinopatía diabética, como por ejemplo el glaucoma o las miopías muy altas.

La probabilidad y la severidad de la retinopatía aumentan con la duración de la diabetes y puede empeorar si no hay un buen control de la misma. Casi todas las personas que han padecido diabetes por más de 30 años muestran signos de retinopatía diabética.

Nefropatía diabética:

En el 40% de los pacientes diabéticos las lesiones renales precoces evolucionan a alteraciones serias, dando lugar a la aparición de hipertensión, disminución de la función renal e insuficiencia terminal.

El estrés psicológico de padecer diabetes puede contribuir a desarrollar una depresión, pero el efecto metabólico de la diabetes sobre la función cerebral también puede desempeñar su papel. Al mismo tiempo, las personas con depresión parecen tener mayor probabilidad de desarrollar diabetes.

El riesgo de depresión aumenta conforme se van desarrollando más complicaciones diabéticas. Cuando se está deprimido, no se funciona bien física ni mentalmente, de manera que es menos probable comer adecuadamente, hacer ejercicio y tomar la medicación de la forma apropiada.

# EDUCACIÓN PARA
# LA SALUD DE LOS PACIENTES
# DIABÉTICOS

La educación para la salud persigue la construcción de conceptos, valores y actitudes para una vida saludable. Esta vertiente educativa debe contribuir desde las universidades, los responsables de salud del gobierno, y los padres, a la posibilidad objetiva de que la población adquiriera comportamientos que disminuyan los riesgos en salud, de enfermedades como la diabetes. La educación debe estar comprometida con la calidad de vida y la promoción de bienestar físico, mental, social y espiritual.

A pesar de todos los avances en el tratamiento de la diabetes, la educación del paciente sobre su propia enfermedad sigue siendo la herramienta fundamental para el control de la glucosa.

La gente que sufre de diabetes, a diferencia de aquellos con muchos otros problemas médicos, no puede simplemente tomarse unas pastillas o insulina por la mañana, y olvidarse de su condición el resto del día. Cualquier deficiencia en la dieta, el ejercicio, el nivel de estrés u otros factores, puede afectar el nivel de azúcar en la sangre. Por lo tanto, cuanto mejor conozcan los pacientes los efectos de estos factores, mejor será el control que puedan ganar sobre su enfermedad.

También es necesario que la gente sepa qué puede hacer para prevenir o reducir el riesgo de complicaciones de la diabetes. Por ejemplo, se estima que con un cuidado correcto de los pies, se podría evitar un 75% de todas las amputaciones en personas con diabetes.

Aunque las clases de educación sobre diabetes proporcionan información general útil, cada paciente debería recibir una educación a medida de sus necesidades específicas, mediante una evaluación completa de la condición médica de cada uno, de sus actividades y su dieta. A continuación encontrarás un plan de tratamiento que responde a las necesidades físicas, emocionales, dietéticas y educacionales de cada persona.

- Aprende todo lo que puedas sobre la diabetes.

- Conoce tu cuerpo para que puedas detectar cualquier anomalía.

- Un estilo de vida saludable, que procura un estado emocional positivo, que aprende a controlar la respuesta al estrés, que evita el uso indiscriminado de medicamentos, y procura una alimentación sana sin el abuso de grasas animales, azúcares refinados y harinas; en resumen un estilo de vida naturista, es la mejor prevención.

- Come bien, equilibradamente, alimentos sanos y ricos en vitaminas, minerales y agua; sigue la terapia alimenticia y sobre todo no abuses de la comida.

- El probar por casualidad algún toxico es sumamente peligroso.

- Evita que los tóxicos formen parte de tu vida.

- Mantén controlados tus niveles de azúcar y presión arterial cuando menos 3 veces por semana.

- No fumes, ya que el tabaco aumenta el riesgo de las microangopatías y las lesiones en los nervios.

- Las bebidas alcohólicas tienden a agravar la diabetes. Así que debes evitar el consumo de alcohol. Además el alcohol es una fuente de calorías concentrada, y su consumo puede complicar el control de la glucosa y el peso.

- Acude a revisiones regulares. Por lo general, tu médico querrá verte cada tres a seis meses para explorarte y someterte a estudios de laboratorio. Acude a consulta con el oftalmólogo por lo menos una vez al año y al dentista por lo menos dos veces al año.

- Se deben tomar precauciones de seguridad adecuadas para evitar los golpes en cualquier parte del cuerpo pero especialmente en las piernas y los pies.

- Cepilla y pasa el hilo dental por tus dientes a conciencia todos los días. La diabetes los hace más susceptibles a la enfermedad de las encías.

- Cuida tus pies. Lávalos todos los días en agua tibia y sécalos con cuidado pero perfectamente, con una toalla seca y limpia. Además, revisa todos los días si presentan ampollas, cortadas, raspaduras, grietas, peladuras, arrugas, cambios de color o inflamación. Recorta con cuidado sus uñas, hazlo en forma recta. Todos estos pasos te ayudarán a evitar infecciones en los pies.

- No cortes los callos o durezas en tus pies ya que puedes iniciar de forma involuntaria una infección grave en ellos.

- No extiendas tu baño a más de 10 minutos ya que puedes resecar tu piel.

- Aplícate en la piel una crema hidratante no grasosa todos los días. Evita aplicarla entre los dedos de los pies.

- En climas fríos, usa calcetines calientes y limita la exposición de tus pies y dedos al frío para prevenir quemaduras por el frío.

- No expongas tus pies a superficies calientes como el pavimento o la arena.

- De preferencia no camines descalzo, usa chanclas o sandalias para la playa y la piscina.

- Si sientes calientes tus pies no los enfríes con hielo.

- Evita el uso de soluciones antisépticas en los pies por ser altamente cáusticas, ya que pueden causar daños en la piel.

- Usa ropa de algodón tanto interior como exterior. Cuida que no te apriete demasiado para no afectar la circulación de la sangre, especialmente en los calzoncillos y las medias o calcetines. Evita cualquier tipo de costura que pueda lastimarte.

- No uses ropa de materiales sintéticos que no permiten la transpiración. El sudor en un factor de riesgo para las infecciones bacterianas y por hongos, en pies y genitales principalmente.

- Tu calzado debe ser cómodo, flexible y de tu número exacto, demasiado apretado puede restringir la circulación sanguínea de tu pie, y flojos provocarte callos y lesiones.

- No uses zapatos de punta que impida el movimiento de tus dedos y que las uñas de tus dedos se entierren.

- Evita los zapatos con dedos y talón descubiertos. Y cuando salgas no uses sandalias para evitar golpes o raspones.

- Usa zapatos de piel, evita los cortes sintéticos que aumentan la sudoración y el riesgo de infecciones.

- Revisa tus zapatos antes de ponértelos. Evita que tengan arrugas en la plantilla, clavos o algún objeto que pueda lastimarte.

- No uses zapatos de tacón alto.

- Cambia de zapatos después de 5 horas de uso en un día, para alternar los puntos de presión.

- Evita sentarte con las piernas cruzadas o pararte en una misma posición durante un tiempo prolongado.

- Mantente en un adecuado estado nutricional, las personas

La diabetes

mal nutridas o con sobrepeso son las que tienen mayor riesgo.

* Trata de lograr y mantener un peso sano. Sigue la dieta recomendada y practica el ejercicio con regularidad, de acuerdo a las indicaciones de tu médico.

* Revisa con frecuencia tu presión arterial y colesterol.

* El ejercicio regular ayuda a mantener el peso adecuado, pero más importante todavía es el beneficio sobre el aparato circulatorio y el control de la glucosa en la sangre.

* Evita los ambientes contaminados.

* Procura llevar una vida tranquila, evita el estrés, trata de manejar los cambios con anticipación; la felicidad y la tranquilidad dependen en gran parte de nuestra forma de pensar, y de ellos la salud y el control de la diabetes.

* Controla tus emociones, no te expongas a situaciones de estrés extremo.

* Aprende técnicas de relajación y manejo de la angustia y las emociones; el yoga es una de las mejores técnicas.

* Cualquier actividad que disminuya nuestro estrés es de gran ayuda por ejemplo los masajes, hobbies, pasear, leer un libro agradable, bailar, escuchar música, hacer ejercicio, etc.

* Inicia la práctica de ejercicio 5 días a la semana, esto le traerá un sin fin de beneficios a tu salud.

* Cuida y mantén tu salud sin posponer el tratamiento de ninguna enfermedad.

* Ríete mucho, la risa es uno de los mejores remedios para recuperar el equilibrio físico y mental, por lo tanto para mantener la salud en la diabetes.

- La meta de la terapia alimenticia es doble. Por una parte te ayudará a controlar la concentración de glucosa. Por otra, y muy importante, te ayudará a controlar y reducir el peso corporal. La obesidad aumenta la necesidad que el cuerpo tiene de insulina porque la comida extra contribuye a aumentar la cantidad de glucosa en el sistema.

- Los diabéticos deben regular cuidadosamente el consumo de hidratos de carbono (azúcar y almidones), grasas y proteínas.

# MEDICINA ALTERNATIVA Y COMPLEMENTARIA

La medicina alternativa es una buena opción para mejorar la salud. Cada día es utilizada por más personas, debido a que enfatiza mucho en la prevención, en fortalecer al cuerpo para mantenerlo en mejores condiciones y en la búsqueda y control de los riesgos, más que en el simple alivio de los síntomas. Esta medicina se ha utilizado desde hace muchos años y hoy en día, recurren a ella muchas personas que desean mantener un buen estado de salud, sentirse en armonía con el universo y la naturaleza, mejorar su calidad de vida y disminuir al máximo su dependencia a los productos químicos farmacéuticos, o que son intolerantes a esas sustancias y que buscan evitar los posibles efectos secundarios de los medicamentos farmacológicos.

La medicina alternativa se enfoca en lograr la salud de una manera natural, combinando la mente y el cuerpo, la ciencia y la experiencia, los métodos tradicionales, así como los culturales de diagnóstico y tratamiento.

Los conceptos básicos de la medicina alternativa no son nuevos aunque se han desarrollado y actualizado, y representan los principios que han sido parte de la manera en que los seres humanos entendieron la salud y la enfermedad durante miles de años y que a través del tiempo, se ha transformado; un ejemplo de esto es la acupuntura, que es utilizada por los médicos orientales desde hace miles de años y siguen investigando sobre ella con extraordinarios resultados, lo mismo sucede con la fitoterapia, la homeopatía, la terapia alimenticia, frutoterapia, etc.

La medicina alternativa considera que algunas enfermedades se pueden curar por sí solas, y nosotros mismos podemos contribuir a que este proceso se cumpla, eliminando las opciones de estilo de vida que sabemos son dañinas para nuestro organismo. Evitando el tabaquismo, alcohol y las drogas, además de tomar una actitud positiva ante la vida. También reconoce que otras enfermedades requieren de un tratamiento, pero ese tratamiento no tiene que agredir al organismo sino que de manera natural lo ayude a lograr su equilibrio funcional y a recuperar y fortalecer sus defensas naturales.

Regularmente cuando una persona recurre a un tratamiento de medicina alternativa, es porque no siente mejoría con un tratamiento alópata y al probar otras opciones y obtener buenos resultados prefieren continuar con la medicina naturista y evitar la intoxicación química de los medicamentos alopáticos. Pero en la mayoría de las veces, complementar la terapia tradicional con un estilo de vida, tratamiento y control basado en la medicina naturista, es la base del éxito en el tratamiento de muchas de las enfermedades crónico degenerativas.

Para el tratamiento de la diabetes, la terapia con medicina naturista complementaria da excelentes resultados, aunque también requieren de la evaluación y recomendación de un médico, recuerda que generalmente el problema radica en la glucosa que circula por la sangre producto de lo que comemos y lo que gastamos, en cuyo caso la medicina alternativa se convierte en un complemento que garantiza el éxito del tratamiento. La medicina natural se basa en el equilibrio del organismo a través de la terapia nutricional, la frutoterapia, la fitoterapia, la aromaterapia, la terapia mediante la actividad física, etc., que tienen la finalidad de desintoxicar al organismo y ayudarlo a fortalecer sus funciones naturales para evitar el desarrollo, descontrol y las complicaciones de la diabetes, para mantener en buenas condiciones los órganos afectados por esta enfermedad, y para hacer más eficiente el funcionamiento del sistema neurológico, renal, circulatorio e inmunológico.

Te recomiendo cumplir con el tratamiento recomendado por tu médico y complementarlo con las siguientes técnicas de terapia complementaria.

# APRENDE A COMER NUEVAMENTE Y METE EN CONTROL TU DIABETES

Aunque al principio pueda suponer un esfuerzo el adoptar unos nuevos hábitos de vida y consumo alimentario, pronto se convertirá en una rutina que bien merecerá la pena si tenemos en cuenta los beneficios a mediano y largo plazo sobre la salud de los pacientes diabéticos.

La formación de hábitos no es fácil, se requiere de constancia puesto que es una "manera de ser y de vivir" y es más fácil si se comienza desde la infancia. Pero vale la pena que revises de inmediato tus hábitos alimenticios, para ajustarlos a partir de hoy, especialmente si padeces de diabetes. Obviamente la adquisición de hábitos está sujeto a las leyes del aprendizaje, es decir para la implantación de un hábito deben actuar los reforzamientos ya sean directos o indirectos y la repetición del hábito cuando menos durante 35 días, de no ocurrir esto, el hábito se extingue.

Será más fácil lograrlo si te parece útil, cómodo, agradable y coherente con tu vida cotidiana, así que no se trata de buscar hábitos o dietas extravagantes o que terminen por hacer más complicada tu vida.

Todos sabemos que el ser humano necesita comer para vivir. Comer es ingerir alimentos, pero alimentarse incluye sacar provecho de ellos y comerlos en el momento y en las proporciones en que se necesitan.

La alimentación consiste en proporcionar al cuerpo los nutrientes que necesita no sólo para estar en forma sino, ante todo, para vivir y mantenerse con funciones equilibradas.

*51*

Es un proceso voluntario y consciente, influido por factores socioeconómicos, psicológicos, geográficos y del estado de salud del organismo, y por lo tanto educable.

Si se incurre en alteraciones alimenticias, se expone al organismo a excesos, ignorando químicos intoxicantes, alimentos con riesgos a la salud y el equilibrio funcional, elaborados a base de productos artificiales, con preservativos y aditivos químicos, exceso de hidratos de carbono, grasas o proteínas, la diabetes se mantendrá fuera de control y los riesgos de una complicación aguda son permanentes, además día a día se van dañando los órganos sensibles al exceso de glucosa y las complicaciones crónicas aparecerán mucho mas rápido de lo esperado, con el riesgo permanente de infecciones, amputaciones, ceguera y muerte.

En cambio una dieta nutritiva, rica en vitaminas, minerales y fibra, con proteínas, hidratos de carbono, y grasas saludables en proporciones adecuadas, obtenidos de fuentes naturales y orgánicas, proporcionarán los elementos indispensables para evitar las complicaciones de la diabetes, y además, para mantener en niveles óptimos el nivel y uso de la glucosa que circula por la sangre, generando un sano y buen funcionamiento de los órganos.

Los elementos nutritivos contenidos en las fuentes vivas de la naturaleza y en algunos otros alimentos naturales, son de vital importancia para el buen estado físico, y su carencia son la causa principal de todas las enfermedades y alteraciones en el desarrollo del organismo.

La revolución alimenticia de las últimas décadas, se ha encargado de producir las nuevas generaciones de adultos y adultos jóvenes con diabetes, y aunque parezca increíble, también a los niños diabéticos de hoy y los diabéticos del futuro.

La terapia alimenticia basada en el control de las calorías, con una buena y equilibrada dieta, eliminando aquellos alimentos inadecuados y un estado mental emocional positivo, son requisitos indispensables para el control de la diabetes, para que el organismo disfrute de una larga vida, sana calmada, tranquila y sin el desarrollo de las terribles complicaciones diabéticas. La clave está en evitar esos alimentos dañinos y regresar a la alimentación natural.

Los hábitos de nuestra alimentación son los que pueden ser buenos o malos, benéficos o perjudiciales; en resumen, saludables o nocivos para nuestra salud.

## LAS LEYES DE LA ALIMENTACIÓN

Todo plan de alimentación debe respetar las cuatro leyes de la alimentación: cantidad, calidad, armonía y adecuación.

Estas leyes se relacionan y se complementan entre sí y se resumen en una sola ley general: "La alimentación debe ser suficiente, completa, armónica y adecuada, en resumen equilibrada"

## CANTIDAD

La cantidad de la alimentación debe ser suficiente para cubrir las exigencias calóricas del organismo y mantener el equilibrio de su balance.

El cuerpo humano debe reponer la cantidad calórica consumida, mediante un adecuado aporte de alimentos, pero sin exceder los requerimientos específicos de cada persona. Los pacientes diabéticos deben poner especial atención a esta parte de la terapia alimenticia, ya que es de los alimentos con calorías de "mala calidad", de los que deben prescindir.

Las proteínas, minerales, vitaminas y agua forman parte del organismo. Una vez utilizadas estas sustancias, los metabolitos finales son eliminados. Toda sustancia eliminada debe reponerse en cantidad y calidad. Un balance normal permite recuperar o conservar el estado de salud.

Si la alimentación cumple con esta ley se considera suficiente. De lo contrario, al no cubrir las exigencias calóricas o la cantidad de nutrientes para mantener el balance energético, la alimentación será insuficiente y el riesgo de una hipoglicemia y sus complicaciones agudas de alto riesgo se pueden presentar, o si el aporte es superior a las necesidades, será excesiva la glucosa en sangre se elevará y el riesgo de una hiperglicemia con sus complicaciones agudas y crónicas estará latente, como sucede con el paciente diabético.

Ambos extremos llevarán al organismo a sufrir una serie de alteraciones que ponen en riesgo la salud y la vida de los pacientes con diabetes. Esta ley es importante, pero no por eso la única.

## CALIDAD

El régimen de alimentación debe ser completo en su composición para ofrecer al organismo todas las sustancias que lo integran.

El organismo, unidad indivisible biológicamente, está formado en última instancia por células, y éstas a su vez, por sustancias elementales. Por lo tanto, para mantenerse saludable es imprescindible ingerir todos los principios nutritivos que integran el organismo y ello se cumple al ingerir diversos alimentos en adecuadas cantidades y proporciones. Si la alimentación cumple con esta ley se considera completa. En cambio, si falta un principio nutritivo o está extremadamente reducido, será una alimentación carente que provoque una deficiencia nutricional, lo que puede terminar en enfermedades de origen nutricional.

## ARMONÍA

Las cantidades de los diversos principios nutritivos que integran la alimentación deben guardar una relación de proporciones entre sí.

Los distintos componentes de la alimentación no deben administrarse arbitrariamente porque si bien se puede suprimir el hambre, se corre el riesgo de carecer de algunos principios nutritivos.

Si la alimentación cumple con esta ley se considera armónica. Mientras que si los nutrientes no guardan la proporcionalidad adecuada, será una alimentación disarmónica.

## ADECUACIÓN

La finalidad de la alimentación está supeditada a su adecuación al organismo y debe satisfacer todas sus necesidades y adaptarse al individuo que la ingiere. Esta adecuación será en función de sus gustos, hábitos, tendencias, estado de salud y situación socioeconómica.

Si la alimentación cumple con esta ley se considera adecuada.

Los grupos de nutrientes básicos que necesita el ser humano para desarrollar y mantener el organismo en buenas condiciones de salud son seis: agua, proteínas, grasas, hidratos de carbono, vitaminas y minerales. Aunque todos ellos se encuentren en la mayoría de los alimentos naturales que se consumen normalmente, su proporción es desigual y ninguno los posee todos, por tal motivo es necesario hacer las combinaciones correctas para los pacientes con diabetes.

## HIDRATOS DE CARBONO

Son la principal fuente de energía para el organismo y aunque deben formar la parte más importante de la ingesta total de nutrientes, en los pacientes diabéticos es uno de los elementos que requieren control. Los hidratos de carbono son nutrientes energéticos indispensables para el correcto funcionamiento del organismo, ayudan a mantener la actividad cerebral, la temperatura del cuerpo, la presión sanguínea, el correcto funcionamiento del intestino y la actividad de los músculos. Son compuestos orgánicos formados fundamentalmente por carbono, hidrógeno y oxígeno.

Existen dos tipos de hidratos de carbono: los simples, que se encuentran principalmente en el azúcar y la miel; y los complejos, presentes en las frutas, los cereales y legumbres, entre otros.

Para el paciente diabético, es preferible el consumo de los hidratos de carbono a base de frutas, legumbres y cereales integrales, debido a que aportan una energía de más fácil manejo, ya que nuestro organismo la mete directamente de la circulación sanguínea a las células, de esta manera no necesita demasiados procesos y por lo tanto casi no se acumula en forma de glucosa en la sangre, de glucógeno o de grasas.

## PROTEÍNAS

Las proteínas son biomoléculas formadas básicamente por carbono, hidrógeno, oxígeno y nitrógeno. Pueden además contener azufre y en algunos tipos de proteínas, fósforo, hierro, magnesio y cobre entre otros elementos.

Las proteínas aportan aminoácidos para mantener sanos los tejidos, veinte de ellos son esenciales ya que nuestro cuerpo debe obtenerlos en cantidades necesarias para poder funcionar; de estos veinte aminoácidos, once los puede producir el organismo, pero los nueve restantes no, por lo que debe obtenerlos forzosamente de la dieta.

No todas las proteínas son iguales en todos los organismos, cada individuo posee proteínas específicas que se ponen de manifiesto en los procesos de rechazo en los transplantes de órganos. La semejanza entre las proteínas son un grado de parentesco entre las personas.

La proteínas se pueden obtener de alimentos de origen animal y de origen vegetal. Los primeros, como la leche y el huevo, suelen contener todos los aminoácidos esenciales. Las proteínas de origen vegetal, se encuentran en legumbres, cereales y hortalizas; en este caso aunque ninguna de ellas proporciona todos los aminoácidos esenciales, la combinación correcta de las mismas sí lo hace.

## GRASAS

Las grasas aportan energía y nutrientes estructurales, por lo tanto aunque deben incluirse en la dieta de los pacientes diabéticos, también necesitan un control adecuado.

Los lípidos son biomoléculas orgánicas formadas básicamente por carbono e hidrógeno y generalmente, en menor proporción, también oxígeno. Además ocasionalmente pueden contener también fósforo, nitrógeno y azufre. La mayor parte de los ácidos grasos del cuerpo humano tienen 16, 18 ó 20 átomos de carbono, aunque también hay varios con cadenas más largas que se encuentran principalmente en los lípidos del sistema nervioso.

En los alimentos que normalmente consumimos siempre nos encontramos con una combinación de ácidos grasos saturados e insaturados. Los ácidos grasos saturados son más difíciles de utilizar por el organismo, ya que sus posibilidades de combinarse con otras moléculas están limitadas por estar todos sus posibles puntos de enlace ya utilizados o "saturados".

Esta dificultad para combinarse con otros compuestos hace que sea difícil romper sus moléculas en otras más pequeñas que atraviesen las paredes de los capilares sanguíneos y las membranas celulares. Por eso, en determinadas condiciones pueden acumularse y formar placas en el interior de las arterias, provocando alteraciones vasculares que afectan la circulación sanguínea, facilitando las complicaciones macro y micro vasculares de los pacientes diabéticos.

Las grasas aportan al cuerpo ácidos grasos esenciales como el linoleico, que se encuentra en los aceites vegetales de oliva, maíz, soya y girasol entre otros, aceites fundamentales para la salud del organismo. Los aceites están constituidos en su mayoría por ácidos grasos insaturados, no contienen colesterol y son ricos de vitamina E, por lo que presentan un rol de protección y salud en el organismo.

Los ácidos grasos son importantes en la dieta al proporcionar una fuente concentrada de energía, pero adicionalmente al conformar las membranas celulares e intervenir en múltiples procesos bioquímicos dentro del cerebro. Para este último papel son particularmente importante los ácidos grasos omega-3 (linolénico) y omega-6 (linoleico), los cuales son indispensables en la terapia alimenticia de la diabetes; como ves, las grasas tienen su importancia en las funciones de nuestro cuerpo, pero es recomendable que el 85% de las grasas proporcionadas al paciente diabético en su alimentación, lo formen las grasas de origen vegetal con omega 3 y 6.

## VITAMINAS Y MINERALES

Las vitaminas y los minerales son una parte importante de la dieta que deben estar presentes en todos los períodos de la vida. En los niños, así como en los adultos, la deficiencia de estos nutrimentos se relaciona con la aparición de muchas enfermedades.

Nuestros cuerpos los necesitan en cantidades suficientes para apoyar las reacciones químicas de nuestras células para vivir. Esas cantidades son muy pequeñas, por lo que se le llaman micronutrientes, pero son básicas en nuestra dieta cotidiana y más en la terapéutica de la depresión. Las vitaminas son imprescindibles en los procesos metabólicos que tienen lugar en la nutrición de los seres vivos, sin ellas el organismo no es capaz de aprovechar los elementos constructivos y energéticos suministrados por la alimentación.

Las vitaminas no producen calorías, es decir energía, pero una de sus funciones principales es facilitar la transformación de los hidratos de carbono, proteínas y las grasas, en energía. Por lo tanto, conociendo la relación entre el aporte de micronutrientes y el aporte energético de los alimentos, para asegurar el estado vitamínico correcto y de salud en los pacientes diabéticos, es más seguro darle prioridad a los alimentos de fuerte densidad vitamínica y mineral (legumbres, cereales y frutas) por sobre los alimentos meramente energéticos.

Las vitaminas deben ser aportadas a través de la alimentación, puesto que el cuerpo humano no puede sintetizarlas. Una excepción es la vitamina D, que se puede formar en la piel con la exposición al sol, y las vitaminas K, B1, B12 y el ácido fólico, que se forman en pequeñas cantidades en la flora intestinal, aunque en cantidades insuficientes.

## VITAMINA A

Al ser una vitamina liposoluble, su absorción está íntimamente relacionada con el metabolismo de las grasas.

La vitamina A es necesaria para un crecimiento normal, una adecuada respuesta inmune, para la reproducción, para el desarrollo fetal y es fundamental para que se lleve a cabo correctamente el ciclo visual.

El cuerpo puede obtener vitamina A de dos maneras: fabricándola a base del caroteno que se encuentra en vegetales como: zanahoria, calabaza, espinacas y col; o la otra alimentándose de animales que se alimenten de estos vegetales, y que ya la hayan transformado.

## VITAMINA B

Es imposible hablar de una sola vitamina B, porque se trata de un completo grupo que incluye a la B1, B2, B5, B6, B12, y a la provitamina B llamada pantenol, la cuales trabajan juntas

y sin desentona    .ara lograr el correcto crecimiento celular
y el desarrollo del sistema nervioso, entre otras cosas. La
mayoría de las vitaminas del grupo B son importantes para
usar los hidratos de carbono y mantener los niveles correctos
de calorías.

Se ubican dentro del grupo de las vitaminas hidrosolubles;
es decir, aquellas que tienen la capacidad de disolverse en
agua, que son conservadas por el cuerpo humano sólo por un
tiempo breve y cuyo exceso es eliminado a través de la orina
y el sudor, con excepción de la B12 que se almacena en el
hígado.

a) Vitamina B1: hace que el hidrato de carbono libere su
   energía. Regula muchas funciones en el sistema nervioso.
   La B1, o tiamina, se encuentra en la levadura de cerveza,
   germen de trigo, carne de cerdo, pescado, pan integral,
   alubias cocidas, leche y sus derivados, principalmente.

b) Vitamina B2: se combina con proteínas para participar
   en el uso de los hidratos de carbono, grasas y proteínas.
   Por lo tanto, es pieza clave en la transformación de los
   alimentos en energía.

   Esta vitamina se encuentra en su estado natural en la
   levadura seca, el queso, el huevos, las setas, el yogurt, la
   leche, la carne, el pescado, los cereales, el pan integral y
   las verduras cocidas.

c) Vitamina B3: se conoce también con el nombre de
   vitamina PP o niacina. Permite liberar energía de los
   nutrientes. Esta vitamina afecta directamente en el
   sistema nervioso y el estado de ánimo.

   Las fuentes de mayor contenido de vitamina B3 son la
   carne, el pollo, leche, queso, huevo, levadura, cereales
   integrales, legumbres, frutas secas y semillas, entre
   otros.

d) Vitamina B5: es una vitamina que interviene como componente de muchas moléculas importantes. Juega un papel muy importante en el funcionamiento del metabolismo celular y del sistema nervioso e inmunitario. La forma que se encuentra en la naturaleza es el ácido D-pantoténico, indispensable para la vida de todos los vertebrados que no logran sintetizarlo.

Tiene un papel clave en el metabolismo de las proteínas, de los hidratos de carbono, de los lípidos; por lo tanto es importante para un correcto metabolismo de las células y de los tejidos. Participa también de las reacciones que dan energía para la síntesis de compuestos importantes como esteroles, hormonas, neurotransmisores básicos en la función de los nervios, fosfolípidos, porfirinas y anticuerpos.

La vitamina B5 se encuentra ampliamente distribuida en los alimentos tanto de origen animal como vegetal. Las fuentes más importantes de esta vitamina en la dieta son las setas, el aguacate, el brócoli o la yema de huevo.

e) Vitamina B6: la vitamina B6 existe en tres formas intercambiables: piridoxal, piridoxina y piridoxamina. Es un compuesto cristalino, blanco, soluble en agua y alcohol. Es estable al calor en medio ácido, relativamente inestable en soluciones alcalinas y muy inestable a la luz. En la cocción si se agrega algún acidificador, prácticamente no se pierde. Sus pérdidas durante la congelación varían de 36 a 55%. El músculo es su principal reservorio en el cuerpo, contiene el 50%.

Es necesaria en la absorción y en el uso de aminoácidos. Es esencial para el crecimiento, ya que ayuda a asimilar adecuadamente las proteínas, los hidratos de carbono y las grasas, participa en la formación de la mielina, que es la capa que recubre los nervios por lo que resulta fundamental en la prevención y el tratamiento de la diabetes; además sin ella el organismo no puede fabricar anticuerpos. Sus fuentes son legumbres como las lentejas, nueces, plátano, soya, yema de huevo, carne, trigo y maíz.

f) Vitamina B8: es conocida como biotina o vitamina H y forma parte del grupo B. Participa en la formación de ácidos grasos y en la liberación de los hidratos de carbono para el aporte de energía celular. Sus fuentes son la yema de huevo, chocolate, legumbres secas, leche, queso, coliflor, carnes.

g) Vitamina B9: más conocida como ácido fólico, junto con la B12 participa en la formación de eritrocitos, y en la síntesis del ADN, la proteína que compone los cromosomas y que recoge el código genético que gobierna el metabolismo de las células, por lo tanto es vital durante el crecimiento y el mantenimiento de la salud.

El ácido fólico se pierde en los alimentos conservados a temperatura ambiente y durante la cocción. A diferencia de otras vitaminas hidrosolubles, el ácido fólico se almacena en el hígado y no es necesario ingerirlo diariamente. Si la mujer tiene suficiente ácido fólico en el cuerpo antes de quedar embarazada, esta vitamina puede prevenir defectos de nacimiento en el cerebro y la columna vertebral del bebé. Sus principales fuentes son espárragos, levadura de cerveza, espinacas, bacalao ahumado, y lechuga.

h) Vitamina B12: la vitamina B12 o cianocobalamina, es una vitamina hidrosoluble, y desempeña un papel esencial en la formación de eritrocitos, en el crecimiento y la división celular, y en el metabolismo de los ácidos nucleicos, algunos ácidos grasos y algunos aminoácidos. Su importancia es fundamental en los tejidos que se regeneran rápidamente.

Los vegetarianos estrictos que no comen huevo o leche y sus derivados, no ingieren cantidades adecuadas de vitamina B12, por lo que es recomendable recurrir al uso de suplementos, o podrían ser susceptibles de padecer esta deficiencia. Los bajos niveles de vitamina B12 pueden causar entumecimiento y hormigueo en las extremidades, además de otros síntomas neurológicos como debilidad y pérdida del equilibrio, o alteraciones motoras y sensitivas por alteraciones nerviosas.

La vitamina B12 se encuentra en los huevos, la carne, las aves, los mariscos y en la leche y sus derivados.

## VITAMINA C

Se denomina con el nombre de vitamina C a todos los compuestos que poseen la actividad biológica del ácido ascórbico. La vitamina C corresponde al grupo de las vitaminas hidrosolubles, y como la gran mayoría de ellas no se almacena en el cuerpo por un largo período de tiempo y se elimina en pequeñas cantidades a través de la orina. Por este motivo, es importante su administración diaria, ya que es más fácil que se agoten sus reservas que las de otras vitaminas.

Es necesaria en el hombre para las reacciones de óxido reducción en el metabolismo celular, interviene en el mantenimiento de huesos, dientes y vasos sanguíneos por ser buena para la formación y mantenimiento del colágeno. Protege de la oxidación a la vitamina A y vitamina E, también a algunos compuestos del complejo B como la tiamina, riboflavina, ácido fólico y el ácido pantoténico, por lo tanto debe formar parte de la terapia nutricional para la prevención y tratamiento de la diabetes.

El ácido ascórbico no es sintetizable por el organismo de los seres humanos, por lo que se debe ingerir desde los alimentos que lo proporcionan. Como en el caso de los hombres, los animales no pueden sintetizarlo tampoco, por lo tanto ningún alimento animal cuenta con esta vitamina.

Sus fuentes son, jugo de manzanas, kiwi, mango, papaya, melón, naranja, limón, guayaba, sandía; espárragos, coles de Bruselas, coliflor, pimientos, brócoli, papas, chiles.

# VITAMINA D

Esta vitamina pertenece al grupo de las liposolubles, e interviene en la absorción del calcio y el fósforo en el intestino, y por tanto en el depósito de los mismos en huesos y dientes, de hecho tiene una importante función en la formación y conservación de esas estructuras.

Aparece en los alimentos lácteos, en la yema de huevo y en los aceites de hígado de pescado.

Los seres humanos podemos obtener las vitaminas D2 y D3 a partir de provitaminas de origen vegetal, el ergosterol, o animal el 7-deshidrocolesterol, que se activan en la piel por la acción de los rayos energéticos ultravioleta, cuando tomamos baños de sol, de 10 a 15 minutos al día.

# VITAMINA E

El término vitamina E cubre ocho compuestos diferentes. Cuatro de ellos se denominan tocoferoles y cuatro tocotrienoles, el alfa tocoferol es el más común y biológicamente el que tiene mayor acción vitamínica.

La principal función de la vitamina E, es su acción antioxidante. Mediante ésta acción la vitamina E protege a los tejidos de los efectos nocivos de las toxinas ambientales y del daño consecuente a los procesos metabólicos normales, contribuyendo a prevenir el envejecimiento de células y tejidos.

Sus principales fuentes son los aceites vegetales de germen de trigo, de maíz, de oliva y soya; en nueces, almendras, pistaches, trigo, avena y arroz integral, aguacate, aceite de coco, tomate, vegetales de hoja verde como la espinaca; brócoli y espárragos, kiwi, nectarina, uvas, durazno, mora, ciruela, mango, plátano y manzana; también en la yema de huevo, carne y mantequilla.

## VITAMINA K

La vitamina K corresponde a una serie de compuestos liposolubles que poseen propiedades coagulantes.

Dentro de las funciones en que está implicada esta vitamina la principal es su participación en la síntesis de factores de la coagulación sanguínea. Es necesaria para la coagulación de la sangre.

La vitamina K se encuentra en la naturaleza tanto en fuentes animales como vegetales. La contienen la mayoría de las plantas verdes, la alfalfa y el alga kelp. En alimentos de origen animal, la vitamina K se encuentra en la leche, yogurt, yema de huevo y aceite de hígado de pescado.

Los minerales son básicos para el mantenimiento y las funciones de los órganos por lo tanto en la salud, ya que participan en la remodelación de tejidos y huesos. También son componentes importantes de muchas funciones vitales, como las hormonas, participan en el transporte del oxígeno en la sangre, etc.

Existen minerales que se necesitan en grandes cantidades, a estos se les conoce como macrominerales y son: el calcio, el fósforo, magnesio, sodio, potasio azufre y cloro. Sin ellos no se podrían dar la formación de músculos, sangre, nervios, dientes y huesos. Además se necesitan para regular el volumen de sangre y mantener un equilibrio en el ph.

# FIBRA DIETÉTICA

La fibra es el material que da a las plantas su textura y soporte característicos, y aunque está formada principalmente por hidratos de carbono, no proporciona una cantidad importante de calorías y normalmente no es digerida por el cuerpo para obtener energía.

La fibra dietética se encuentra en alimentos de origen vegetal, como las frutas, las verduras, las legumbres, semillas como las nueces y los cereales integrales.

Existen dos tipos de fibra:

* Soluble.
* No soluble o insoluble.

La fibra soluble se disuelve en agua y se encuentra en diversas frutas y verduras, como la manzana, la pera, la avena, la harina de centeno, etc.

La fibra no soluble, como su nombre lo indica no se disuelve en agua, debido a su gran contenido en celulosa. Esta fibra se encuentra en la cáscara de los cereales, la pulpa de las frutas y en la piel de las verduras.

Ambos tipos de fibra comparten ciertas características, entre ellas su digestión parcial en el estómago y los intestinos, además de tener pocas calorías, pero cada tipo de fibra aporta sus propios beneficios para la salud.

La fibra insoluble hace mas rápido el paso de los alimentos por los intestinos y le da volumen a las heces, por lo que ayuda en la función general del sistema digestivo, previene el cáncer intestinal y ayuda en el control del peso.

Por otro lado, sólo la fibra soluble ayuda a equilibrar los niveles de grasa en el organismo, disminuyendo las cifras de colesterol en la sangre ya que se une a él, por lo que se puede eliminar a través de las heces, y su efecto también es primordial para el control de peso y las complicaciones diabéticas.

Los objetivos del tratamiento nutricional de la diabetes son:

- Dieta adecuada en nutrientes para la salud y el equilibrio del organismo.

- Evitar variaciones en los niveles de azúcar, consiguiendo un equilibrio entre dieta, terapia y ejercicio.

- Dieta basada en hidratos de carbono complejos para el aporte energético que requiere el paciente. Más de la mitad de los hidratos de carbono aportados deben ser complejos: pan, legumbres y cereales. La otra parte debe ser una mezcla de: lácteos, frutas y algunos vegetales, evitando en lo posible el consumo de dulces y derivados de la azúcar refinada.

- La dieta debe ser variada en cuanto a frutas y verduras, sobre todo los de alto contenido de fibra como por ejemplo: chicharro, nopal, ejotes, granada, guanábana, guayaba, naranja, tuna, tejocote.

- Baja en azúcares refinados.

- Bajo aporte graso procedente de grasas saturadas y colesterol (grasa animal).

- Cuando se consuman alimentos de origen animal se debe preferir los bajos en lípidos como pescado, pechuga de pollo sin piel, quesos frescos o blandos no grasos, reducir el consumo de carne de res y cerdo al mínimo posible, así como eliminar el consumo de embutidos, vísceras y moluscos.

- Aporte proteico suficiente y adecuado a los requerimientos del paciente.

- Distribución planificada y regular de la comida a lo largo de día.

- Educación dietética familiar.

- Fomento del uso de alimentos naturales.

Es recomendable darle al paciente con diabetes una dieta dividida en quintos, es decir con tres comidas y 2 colaciones (media mañana y media tarde), incluso una colación adicional después de la cena, dependiendo del patrón de glucosa en sangre del paciente.

Las metas de la terapia nutricional para el diabético son:

- Lograr o mantener un peso corporal saludable.

- Mantener la glucemia lo más cercano a lo normal.

- Promover un adecuado "perfil" de lípidos sanguíneos.

- Promover la cantidad adecuada de energía de acuerdo con la edad, sexo y estado fisiológico o patológico del paciente.

- Promover que el diabético sea capaz de manejar los ajustes necesarios a su dieta para que sea compatible con su estilo de vida.

- Mejorar el estado general de salud mediante una nutrición óptima.

- La restricción energética en general y de las grasas en particular, se asocia con el incremento en la sensibilidad de insulina y la mejoría en las concentraciones de glucosa en la sangre.

Algunas sugerencias que te pueden ayudar a formar buenos hábitos de alimentación para los pacientes diabéticos son los siguientes:

- Establece horarios de comida y respétalos.

- Adopta una buena actitud hacia la comida.

- Algo que debemos considerar es el ambiente en el que comemos, es importante que sea agradable y tranquilo.

- No es recomendable comer frente a un televisor, es mejor dedicar el tiempo de la comida a la convivencia familiar.

- Mastica bien los alimentos, saboréalos y come poco a poco.

- Evita las comidas abundantes, es mejor tomar cantidades pequeñas de alimento.

- Incluye en tus hábitos la ingesta abundante de agua, de 8 a 10 vasos (de 250 ml) como mínimo al día.

- No te aprietes de manera exagerada el cinturón.

- Mastica bien los alimentos, saboréalos y come poco a poco. Especialmente evita las comidas con prisa, la comida es una necesidad del cuerpo no le puedes quitar prioridad en tu vida.

- No te acuestes al poco tiempo después de comer; cuanto más vacío esté el estómago mejor, una caminata te haría muy bien.

- Si no conoces la procedencia de los alimentos y sus métodos de elaboración, evítalos; prefiere comer en casa.

Otro aspecto muy importante, y que hemos de aprender, es a repartir la ingesta a lo largo del día. Hay que definir cuándo nos mantenemos más activos a lo largo del día, esto ocurre normalmente durante la mañana, puede que algunos en las tardes. Por lo tanto necesitaremos más energía en las comidas que preceden a esos momentos del día.

Así pues, es recomendable tomar un desayuno que suponga al menos el 35% de las necesidades energéticas diarias, compuesto principalmente por hidratos de carbono complejos, con pocas grasas: leche, fruta, cereales, jugos, etc.

Toma en cuenta las siguientes recomendaciones:

- Debes ser constante y firme en tus cambios. Haz pequeños cambios en lo que comes y en tu nivel de actividad. Pasos pequeños son mejores que saltos agigantados.

- Busca variedad y atracción al elegir tus alimentos. Que tus comidas y almuerzos o colaciones sean variadas y muy coloridas. Comer más frutas y verduras es uno de los cambios sanos que puedes hacer. Consume alimentos sin grasa, bajos en calorías, con fibra y nutritimentos.

- No dejes que pasen más de 4 horas sin comer, siguiendo las reglas de la terapia.

- A la hora de cocinar los alimentos es preferible hacerlos cocidos, a la parrilla o a la plancha, o hervidos en vez de fritos, y menos rebozados o empanados.

- La proteína que proviene de las fuentes vegetales es muy importante.

- Acostumbra dos porciones de vegetales por día, y 3 porciones de fruta. Una porción es equivalente a una taza o una pieza (como en el caso de las frutas, como manzana, pera, etcétera.

- Equilibra tu dieta a fin de que no falten antioxidantes, escoge en especial la vitamina A, C, E y el selenio; para eso aumenta tu consumo de frutas, verduras, legumbres y cereales integrales; en cambio disminuye la carne roja, los embutidos, las grasa y los alimentos refinados e industrializados.

- El uso de azúcar no es adecuado, ya que afecta los niveles de glucosa poniendo en riesgo al diabético.

- Los hidratos de carbono que se obtienen de los cereales como el arroz, la avena, el trigo, las pastas integrales, y las legumbres como los frijoles, los chícharos y las habas, etc., nos ofrecen calorías de fácil asimilación y uso, vitaminas, minerales y otros componentes necesarios para la salud.

- Una sangre libre de grasas es imprescindible para que las arterias estén limpias y lo hagan correctamente; el ajo, la lecitina de soya, la fibra y los ácidos grasos como el omega 3 y 6 son las mejores armas para lograrlo.

- Reduce al máximo o elimina los alimentos que contengan grasas saturadas, especialmente los alimentos grasos de origen animal, que son ricos en grasas saturadas ya que aumentan los niveles de colesterol malo.

- Sustituye la carne grasa, la mantequilla, la leche completa y sus derivados cuajados completos, el huevo, las grasas animales como la manteca, por otras fuentes de proteínas, como las legumbres, y las grasas por aceites vegetales, como el aceite de oliva, de girasol o de maíz.

- La carne no es indispensable. Tiene un alto contenido de proteínas y por eso se consume, pero no es el único alimento que las contiene, está el huevo, la leche, el queso, el yogurt, el pescado, los cereales, la soya y leguminosas; por otro lado, su contenido de grasas saturadas es muy elevado, por lo tanto, el riesgo de que se eleven los triglicéridos y el colesterol, además de las calorías también es muy elevado.

- Prefiere el pescado en lugar de las carnes rojas.

- Elimina los embutidos de tu dieta.

- Todos los panes y pasteles están hechos de harinas refinadas de trigo, para hacer esta harina, el trigo se muele y se vuelve a moler hasta obtener la harina refinada. Este proceso ayuda a que existan más calorías por unidad de volumen además el proceso ayuda a que se pierdan nutrientes del producto, otra desventaja de los panes, pasteles, galletas etc. es la alta concentración de grasas y azúcares que se usan en su elaboración, por lo tanto son un factor de riesgo para la diabetes. Prefiere el consumo de pan integral sin azúcar.

- Disminuye el consumo de alimentos con alto contenido de sal al máximo, prefiere alimentos hidratados, como las verduras y las frutas, que contienen cantidades razonables de sodio, los alimentos deshidratados tienen cantidades excesivas de sal, y más cuando se cocinan, así que no necesitas agregarles sal.

- Evita los alimentos enlatados, empaquetados o preelaborados ya que les adicionan grasas como preservativos.

- Inicia las comidas con un plato de verduras crudas, para que sus vitaminas y minerales se aprovechen de la mejor forma.

- Es recomendable aumentar el consumo de acelgas, apio, cebolla, ajo, espinacas, lechuga, pimiento, poro, rábano, betabel, col, coliflor, zanahoria, etc. y de cereales como arroz, avena, maíz, trigo, cebada, etc.

- La vitamina A, es un nutriente antioxidante. Se obtiene a través vegetales de color naranja, rojo o amarillo, como la zanahoria, la verdolaga, las espinacas, el berro, la borraja, la albahaca, la calabaza, el tomate, el cilantro, el espárrago y el diente de león, entre otras.

- La vitamina del complejo B debe formar parte de la terapia en los pacientes con diabetes, ya que además de equilibrar la cantidad de glucosa en la sangre, ayuda a prevenir las complicaciones nerviosas de la enfermedad. Puede obtenerse de los cereales integrales como el trigo, avena, cebada, etc.; frutos secos como las avellanas, almendras y nueces; verduras entre ellas las coles, la coliflores, las espinacas, los rábanos, la endibia, las lechugas; la levadura de cerveza, etc.

- La vitamina C, se obtiene de los pimientos, los cítricos como la naranja, los limones, las toronjas, el kiwi, las fresas, las guayabas, etc.

- La vitamina E, se obtiene de las verduras y hortalizas de color verde, así como los vegetales ricos en aceite son las que poseen más cantidad de esta vitamina, por ejemplo, la verdolaga, los espárragos, la lechuga, los chícharos, las nueces, el germen de trigo o las semillas de girasol, que son las que tienen el contenido más alto.

- La mejor prevención alimenticia es el consumo de fruta, especialmente las más desintoxicantes y de bajo contenido calórico como la naranja y la mandarina.

- La mayoría de los alimentos del menú diario, deben venir del grupo de los productos derivados de los granos (arroz, pan, cereales), y de los grupos de los vegetales y de las frutas.

- La hidratación es esencial, los pacientes diabéticos necesitan un promedio de 2.5 litros de líquidos al día o más según sus actividades, éstos se pueden cubrir con los jugos de frutas y vegetales, caldos y agua simple.

- Evita la chatarra a toda costa. Restringe los dulces, chiclosos, pastelillos industrializados, refrescos (aunque sean light) y botanas saladas comerciales.

- Elimina de tu dieta al máximo los alimentos de repostería y bollería industrializada, ya que son ricos en azúcares refinados y grasas animales que además de aumentar los triglicéridos, contribuyen a engordar, y disparan tu glucosa en sangre.

- Los ácidos grasos omega 3 y omega 6 controlan los niveles de glucosa y grasas sanguíneas, al disminuir los triglicéridos y el colesterol, mejorando la relación del HDL, para consumirlos incluye en tu dieta, aceite de linaza, lecitina de soya o soya entera y pescado.

- El cromo (en especial el picolinato de cromo) es un elemento muy importante que interviene de manera importante en el metabolismo del azúcar junto con la insulina. Busca algún complemento alimenticio que lo contenga y consulta su consumo con tu médico, pero de preferencia consúmelo con tus alimentos. El alimento con mayor contenido de cromo conocido es la levadura de cerveza desecada.

- También **son buenas** fuentes de cromo los aceites vegetales, así como los cereales integrales, las nueces y los lácteos. La absorción de cromo en el organismo es muy baja, sin embargo dicha absorción se ve aumentada por la presencia de algunos nutrientes como la vitamina B1 contenida en alimentos como la soya fresca, el germen de trigo, los pescados blancos y los cereales integrales, la vitamina B2 presente en la soya fresca, carnes y cereales tostados, y la vitamina B3 abundante en la leche de almendras, el atún y otros peces.

- El ginseng produce un efecto parecido al del picolinato de cromo, tomar una infusión o complemento con ginseng es de gran utilidad.

- Alimentos aconsejados como colaciones (de media mañana o media tarde para los pacientes diabéticos:

    - Frutas: sandía, durazno, naranja, ciruelas, piña, papaya, toronja y mandarina.

    - Verduras: jícama, brócoli, coliflor, zanahoria, pepino, germinado, alfalfa, apio, calabacitas.

    - Varios: yogurt descremado, nueces, almendras, queso panela, atún.

- Procura hacer 5 comidas al día.

Esos cinco alimentos son:

    - Desayuno.

    - Colación de media mañana.

    - Comida.

    - Colación de media tarde.

    - Cena.

- Incluye en tu dieta los siguientes alimentos:

    - Apio, acelga, aguacate, ajonjolí, almendras, avena, avellanas, alcachofa, ajo, achicoria.

74

- Berro, betabel.
- Calabaza, cebolla, camote, cerezas, cacahuates, coco, chícharos.
- Durazno.
- Espinaca, espárragos.
- Fresas, fríjol.
- Guanábana, guayaba, germen de trigo.
- Lima, limón, levadura de cerveza, lechuga.
- Manzana, melón, membrillo.
- Nopal.
- Pepino, papaya, peras, piñones, pistaches.
- Rábanos.
- Setas, soya.
- Zanahorias, zapote.

- Todas estas frutas y verduras contienen elementos favorables para los diabéticos ya que bajan los niveles de azúcar, es decir, son hipoglucemiantes y favorecen la circulación de la sangre.

- No dudes en consumirlos diariamente, sus bondades son infinitas.

- Cuida tus raciones, no sobrepases tus necesidades de calorías.

Es de suma importancia el tamaño de las porciones o lo que denominamos raciones, ya que si comes como colación de media tarde ¼ de naranja, estás "entreteniendo" a tu estómago y proporcionándole a tu cuerpo energía de fácil uso que no eleva la glucosa en sangre de forma peligrosa, pero si te comes 2 naranjas, un pan de dulce y un café con leche, estás comiendo una colación extremadamente cargada en calorías poniendo en riesgo tu salud.

## PORCIONES

Una ración es una parte o porción de los diferentes alimentos que se proporciona a las personas.

El saber cuál debería ser el tamaño de una ración puede facilitar el control de la cantidad de calorías que en realidad consumimos.

El peso de una ración varía según el tipo de alimento, la siguiente relación de alimentos te ayudará mejor a entenderlo:

Verduras y frutas

- Verduras: 200 gramos.
- Fruta: una pieza mediana en el caso de frutas como naranja, manzana o pera. Unos 100 a 125 gramos en el caso de frutas pequeñas como cerezas, uvas, fresas, etc.
- Legumbres: 50 a 80 gramos.

Lácteos

- Leche: 200 a 250 ml (un vaso).
- Yogurt: 125 gramos.
- Queso fresco, requesón, queso magro: 60 gramos.

Cereales

- Pan: 50 gramos.
- Pasta: 50 a 80 gramos.
- Arroz: 50 a 80 gramos.
- Cereales: para desayuno 30 gramos.
- Papas: 200 gramos.

Carnes

- Carne: 100 gramos.
- Pescado: 130 gramos.
- Huevos: 2 unidades.

Grasas

- Aceite: 10 a 12 gramos (una cucharada sopera).
- Mantequilla: 10 a 12 gramos.
- Se ha de contabilizar igualmente como una ración de grasa consumida si se ha tomado a lo largo del día: 1 vaso de leche entera o 1 bistec magro o 1 pescado azul o 2 huevos.

## ALIMENTOS TERAPÉUTICOS PARA LA DIABETES

### NOPAL

Este es un alimento que ha demostrado grandes beneficios en el control de la glucosa de los pacientes diabéticos.

En personas con triglicéridos elevados se ha demostrado que, el consumo de nopal, ayuda a eliminarlos evitando que se absorba gran parte de las grasas en el sistema digestivo y así no se acumulan en venas y arterias.

Los aminoácidos, la fibra y la niacina contenida en el nopal previenen que el exceso de azúcar en la sangre dañe a los tejidos de los pacientes diabéticos y se convierta en grasa, mientras que por otro lado, actúa metabolizando la grasa y los ácidos grasos.

## LINAZA

Los aminoácidos esenciales para la salud humana se encuentran completos en la semilla de linaza, estos aminoácidos esenciales no pueden ser fabricados por el cuerpo humano, por lo que deben estar incluidos en la dieta diaria. La fibra contenida en la linaza disminuye los triglicéridos porque evita que éstos y los ácidos biliares sean reabsorbidos.

También tiene la habilidad de bloquear el exceso de acidez y actúa como un laxante natural, la fibra soluble de la semilla de linaza evita la reabsorción de los ácidos digestivos, reduce la absorción de grasas contenidas en los alimentos y aumenta la cantidad de triglicéridos que son eliminados por el organismo; la linaza ayuda en la modulación de la glucosa en la sangre por lo que es de gran utilidad en el tratamiento de los pacientes diabéticos.

## SOYA

Ayuda a prevenir la acumulación de grasas en la arterias e hígado, favorece la absorción de vitamina A, combate determinados síntomas de cáncer, sobre todo de estómago, y favorece la regulación de colesterol, triglicéridos y la glucosa en la sangre.

La disminución de los triglicéridos como respuesta a la proteína de la soya resulta enteramente de una disminución de las LDL, y ocurre aún después de que los sujetos estuvieron en una dieta baja en grasas.

Estas propiedades la hacen de gran utilidad en el tratamiento alimenticio de los pacientes diabéticos.

# A CONTAR CALORÍAS

Para vivir nuestras células necesitan alimentarse, para respirar o que lata el corazón, tu cuerpo necesita de energía. Ésta es esencial, de lo contrario nuestro cuerpo no podría:

- Reponer las pérdidas de energía y materia viva consumida por la actividad vital del organismo.

- Producir las sustancias necesarias para la formación de nuevos tejidos, incluyendo el crecimiento, y

- Transformar la energía contenida en los alimentos en calor, movimiento y trabajo.

Existe una regla básica del metabolismo energético de nuestro cuerpo:

"La energía almacenada por el organismo depende de la diferencia entre la energía consumida y la energía gastada"

Este gasto se divide en 3 componentes principales:

- El gasto energético basal: que es la energía que necesita el organismo en reposo y depende de la edad, el sexo, el peso corporal, el clima y los factores genéticos; con este gasto se llevan a cabo las funciones básicas del organismo como el latido cardiaco, la respiración, la defensa del organismo a las infecciones, etc.

- El efecto térmico de los alimentos: que incluye todo el proceso de la digestión.

- La actividad física: que se refiere al gasto de energía originado por el movimiento de los segmentos del cuerpo.

El aporte de energía para el organismo a partir de la alimentación debe realizarse a partir de un cálculo específico de estos tres componentes del gasto energético.

El gasto energético basal es un gasto que se modifica sólo con los años, el peso corporal y el clima. El efecto térmico de los alimentos depende del esfuerzo que tiene que realizar el organismo para utilizar los alimentos que le proporcionamos durante las comidas. Pero el gasto energético por actividad física es uno de los componentes en el que sí podemos hacer las modificaciones suficientes para evitar el almacenamiento innecesario de glucosa en la sangre o como grasa en los tejidos.

La caloría es una unidad de medida para indicar el contenido energético de una determinada sustancia, que puede ser alimento o bebida. Las calorías provienen de todo tipo de comidas, como los carbohidratos o almidón, proteínas y grasas. No existe diferencia en las calorías del almidón, grasas o proteínas, la única diferencia es cuántas calorías provienen de cada gramo: un gramo de proteína o hidratos de carbono equivale a cuatro calorías y un gramo de grasa equivale a nueve calorías.

Es importante entender que restringir cualquier tipo de comida sin disminuir el consumo total de calorías no tiene ningún beneficio significativo. Cada comida debe incluir una mezcla de hidratos de carbono de preferencia complejos, proteínas y grasas saludables, en relación con el monitoreo y control total de calorías.

La cantidad de calorías que se deben consumir depende de los siguientes factores:

• Si es hombre o mujer.
• Su peso.
• Su estatura.

- Su edad.
- La cantidad de ejercicio que hace.
- El tipo de trabajo u otra actividad que desempeña cada día.
- Si está embarazada o amamantando.

Como un procedimiento sencillo para obtener las calorías aproximadas que requieres para mantener un buen control en tu diabetes, multiplica el número de kilos que pesas por el factor que corresponda de la siguiente lista, y al resultado réstale 750. No te sobreestimes, ser "medianamente activo", equivale a caminar unos 3 kilómetros al día. Te recomiendo que antes de iniciar tu control de calorías, consultes la ingesta de calorías con tu médico ya que algunos casos requieren algún ajuste específico (infecciones agregadas, embarazo, lactancia, nefropatías, cardiopatías, etc), puedes acudir a mi consultorio.

Advertencia: de cualquier forma tu terapia alimenticia nunca debe ser menor a 1,400 calorías al día (incluyendo todos los alimentos que ingieras). A menos que tu médico señale lo contrario.

- Mujer sedentaria: 27
- Hombre sedentario:31
- Mujer medianamente activa:33
- Hombre medianamente activo: 37

Así por ejemplo, una mujer medianamente activa de 70 kg debe consumir 2,310 calorías al día, menos 750, su consumo diario de calorías como terapia alimenticia para la diabetes quedará en 1,560 (cal/día). Un hombre sedentario de 85 kg debe consumir 2,635 calorías al día, menos 750 requiere de 1,885 cal/día.

# TABLA DE CALORÍAS POR ALIMENTO
## (promedio)

| ALIMENTO | PORCIÓN | CAL |
|---|---|---|
| Fruta fresca | 1/2 taza | 60 |
| Verduras | 1/2 taza | 25 |
| Verduras feculentas (papa, elote, etc.) | 1/2 taza | 80 |
| Carnes magras | 85 g (porción del tamaño de una baraja) | 165 |
| Pescado | 85 g | 105 |
| Huevo | 1 grande | 75 |
| Queso | 28 g (porción del tamaño de una ficha de dominó) | 100 |
| Cereales | 1/2 taza | 80 |
| Aceite | 1 cucharada | 110 |
| Azúcar | 1 cucharada | 75 |
| Leche descremada | 1 taza | 85 |
| Nueces | 28 g (porción del tamaño de una pelota de pimpón) | 170 |

Al final del libro podrás encontrar una tabla de calorías completa por grupos alimenticios, para que contabilices todo lo que comes y estés seguro de que no sobrepasas por mucho las calorías diarias que debes consumir.

# RECETARIO AUXILIAR
# DE LA TERAPIA

## DESAYUNO DE AVENA
(1 porción) 206 calorías por porción

### INGREDIENTES:
- Una taza de avena instantánea.
- Un vaso de leche totalmente descremada.
- Una manzana con cáscara y sin semillas.

### PREPARACIÓN:
Pon en un plato hondo la avena, la leche descremada y la manzana cortada en cubitos, mezcla bien y buen provecho.

## SOPA DE AVENA
## CON VERDURAS
(4 porciones) 243 calorías por porción

### INGREDIENTES:
- ¾ de taza de avena cruda.
- 3 zanahorias cortadas en juliana.
- 2 chayotes pelados y picados.
- 1 cucharada de consomé de verduras en polvo.
- 2 calabacitas medianas picadas.
- Sal al gusto.

### PREPARACIÓN:
Cocina la zanahoria y el chayote en 2 litros de agua hasta que estén a medio cocer. Añade la avena y la calabacita y sazona con el consomé. Cocina hasta que las verduras y la avena estén suaves; rectifica la sazón y sirve de inmediato.

# SOPA DE VERDURAS

(4 porciones) 230 calorías por porción.

## INGREDIENTES:

- 4 zanahorias.
- 2 papas.
- 1 calabaza chica.
- 4 elotes.
- 100 g chícharos.
- 2 poros.
- 2 cebollas.
- 1 rama de apio.
- Sal al gusto.
- 1 cucharada de aceite de oliva.

## PREPARACIÓN:

Corta las verduras en cuadraditos bien pequeños, excepto los elotes que se cocinarán enteros. Pon a hervir en una olla grande, agua hasta la mitad, cuando esté en ebullición coloca primero las zanahorias, a los 10 minutos las papas y calabazas, a los 10 minutos los demás ingredientes menos la sal. Cocina a fuego lento aproximadamente 45 minutos, para que la sopa tome la consistencia deseada, cuando esté lista apaga el fuego, agrega el aceite y la sal, y revuelve la sopa bien, para que adquiera un sabor uniforme.

# LENTEJAS CON PEREJIL

(4 porciones) 150 calorías por porción.

## INGREDIENTES:

- Lentejas.
- Agua.
- Sal.
- Aceite virgen de oliva.
- Perejil picado.

## PREPARACIÓN:

Pon a cocer las lentejas en agua con sal y cuando estén listas escúrrelas; después fríelas unos minutos en una cazuela con aceite de oliva, sal y perejil picado. Sírvelas calientes.

# SOPA DE TRIGO
(4 porciones) 261 calorías por porción

## INGREDIENTES:
- 1 taza de trigo entero limpio.
- 1 litro de caldo vegetal.
- 1 trozo de apio.
- 2 tomates.
- 1 cebolla mediana.
- 1 poro.
- 1 zanahoria.
- Perejil.
- Sal y pimienta negra en grano.

## PREPARACIÓN:
Puedes preparar la sopa en olla exprés. Fríe en aceite de oliva, los granos de trigo, cuando estén sofritos cúbrelos con el caldo y ponlos a cocer durante 10 minutos. Destapa la olla y añade los demás ingredientes. Vuelve a cerrar la olla exprés y déjalo cocer durante 10 minutos. Sazona y listo.

# ESPAGUETI INTEGRAL CON VERDURAS
(4 porciones) 221 calorías por porción.

## INGREDIENTES:
- 350 g de espaguetis integrales.
- 1 cebolla.
- 1 zanahoria.
- 1 poro.
- 1 cucharada de salsa de soya.
- Aceite.
- Sal y pimienta negra.

## PREPARACIÓN:
Se lavan las verduras y se cortan en rodajas. Cuece los espaguetis y cuando estén listos escúrrelos. Fríe la cebolla. Mezcla todos los ingredientes y sirve caliente. Una porción es una taza.

# SOPA DE LENTEJAS Y ESPINACAS

(4 porciones) 170 calorías por porción

### INGREDIENTES:

- 160 g de lentejas.
- 1 taza de espinacas cortadas en tiras.
- 2 cucharaditas de aceite de oliva.
- 1/2 taza de cebolla picada.
- 1 diente de ajo machacado.
- 2 tazas de caldo de pollo desgrasado.
- 1/4 de cucharadita de comino en polvo.
- 1 cucharada de cilantro picado.
- 1/4 de cucharadita de sal.
- Pimienta.
- 2 cucharaditas de jugo de limón.
- Agua.
- Aceite en aerosol.
- Cilantro para adornar.

### PREPARACIÓN:

En una cazuela caliente con el aceite en aerosol, agrega la cebolla y el ajo y acitrónalos hasta que queden transparentes. Agrega el caldo, dos tazas de agua y las lentejas. Cuando empiecen a hervir, baja el fuego y cuécelas durante 45 minutos. Agrega las espinacas, el jugo de limón, el cilantro, comino, sal y pimienta. Cocina 5 minutos más y si están tiernas las espinacas está lista para servir.

# ARROZ CON ZANAHORIAS

(2 porciones) 224 calorías por porción.

### INGREDIENTES:

- 2 zanahorias peladas y cortadas.
- 1 cebolla mediana picada.
- 100 g de chícharos.
- 1 morrón rojo picado.
- 2 tomates maduros, pelados y picados.
- 250 g de arroz.
- 3 cucharadas de aceite de oliva.

◎ 2 tazas de agua o caldo de verdura.

◎ Sal y pimienta al gusto.

### PREPARACIÓN:

Pon en una cacerola el aceite de oliva y 1/4 taza de agua, agrega la cebolla, el morrón y las zanahorias. Tapa la cacerola y deja cocinar unos minutos, cuidando que el líquido no se seque demasiado. Agrega los chícharos y los tomates, mezcla bien y deja que se cocine tapado unos 5 minutos. Luego agrega el arroz y las 2 tazas de agua, deja cocinar lentamente 10 minutos, hasta que el arroz esté a punto. Agrega más líquido si hiciera falta, siempre caliente. Una vez cocido, sazona al gusto y si lo deseas, espolvorea queso rallado al servir.

## ARROZ CON HORTALIZAS

(2 porciones) 224 calorías por porción.

### INGREDIENTES:

◎ 2 zanahorias peladas y cortadas.

◎ 1 cebolla mediana picada.

◎ 100 g de chícharos.

◎ 1 morrón rojo picado.

◎ 2 tomates maduros, pelados y picados.

◎ 250 g de arroz.

◎ 3 cucharadas de aceite de oliva.

◎ 2 tazas de agua o caldo de verdura.

◎ Sal y pimienta al gusto.

### PREPARACIÓN:

Pon en una cacerola el aceite de oliva y 1/4 taza de agua, agrega la cebolla, el morrón y las zanahorias. Tapa la cacerola y deja cocinar unos minutos, cuidando que el líquido no se seque demasiado. Agrega los chícharos y los tomates, mezcla bien y deja que se cocine tapado unos 5 minutos. Luego agrega el arroz y las 2 tazas de agua, deja cocinar lentamente 10 minutos, hasta que el arroz esté a punto. Agrega más líquido si hiciera falta, siempre caliente. Una vez cocido, sazona al gusto y si lo deseas, espolvorea queso rallado al servir.

# ENSALADA DE NOPALES

(4 porciones) 204 calorías por porción.

## INGREDIENTES:

- 6 nopales medianos, cocidos y picados.
- 4 tazas de lechuga desinfectada y cortada en trozos.
- 1 cebolla cortada en medias lunas delgadas.
- 1 pimiento morrón rojo cortado en tiras.
- 3 jitomates rebanados.
- 2 aguacates rebanados.
- 1 cucharadita de orégano molido.
- 1/3 de taza de aceite de oliva.
- 1/4 de taza de vinagre.
- 1 cucharada de jugo de limón.
- 1 cucharadita de ajo en polvo.
- Sal al gusto.

## PREPARACIÓN:

En una ensaladera mezcla los nopales, la lechuga, la cebolla y el pimiento. Espolvorea el orégano. Aparte mezcla el aceite, vinagre, jugo de limón, ajo en polvo y sal. Momentos antes de servir, incorpora el jitomate y el aguacate y baña la ensalada con el aderezo.

# ENSALADA DE BRÓCOLI

(2 porciones) 40 calorías por porción.

## INGREDIENTES:

- 4 tazas de brócoli, no muy cocido.
- 5 dientes de ajo machacados.
- 2 cucharaditas de aceite de oliva.
- 1/2 cucharadita de orégano.
- 1/2 taza de pimiento rojo, cortado en rajas.

## PREPARACIÓN:

Calienta el aceite y agrega el brócoli, el ajo y el orégano. Deja cocer a fuego lento por tres minutos, hasta que el ajo adquiera un tono café. Agrega el pimiento, déjalo dos minutos más y sirve.

# ZANAHORIA CON JENGIBRE

(4 porciones) 328 calorías por porción.

### INGREDIENTES:

- ¼ de col morada rebanada finamente.
- 4 zanahorias cortadas en tiritas.
- 2 cebollitas de cambray rebanadas.
- 4 cucharadas de perejil picado.
- ½ taza de cacahuates.
- 1 cucharadita de jengibre rallado.
- 1 cebolla fileteada.
- 2 cucharadas de aceite de oliva.
- ¼ de taza de soya.
- ¼ de taza de jugo de limón.

### PREPARACIÓN:

En un tazón mezcla col, zanahorias, cebollitas de cambray, perejil y jengibre; báñalos con la soya y el limón. En un sartén calienta el aceite, fríe la cebolla hasta que quede muy dorada. Escúrrela y ponla sobre papel absorbente para quitar el exceso del aceite. Acomoda la col en una ensaladera, agrega los cacahuates y hasta arriba coloca la cebolla frita. Sirve de inmediato.

# ENSALADAS DE BERROS Y TOFU

(4 porciones) 185 calorías por porción.

### INGREDIENTES:

- 300 g de tofu.
- 2 cucharadas de semillas de sésamo tostadas.
- 4 cucharadas de salsa de soya.
- 2 manojos de berros.

### PREPARACIÓN:

Corta el tofu en dados de 1 cm y coloca en una ensaladera con las semillas de sésamo, vierte el aderezo y mezcla con cuidado. Parte el berro en ramitas y se añade al tofu. Mezcla con suavidad.

# ENSALADA
# DE VEGETALES VERDES
(4 porciones) 156 calorías por porción.

### INGREDIENTES:
- 1 lechuga.
- ¼ de atado de berros.
- 1 pepino pequeño, pelado y cortado en rodajas.
- 150 g de retoños de alfalfa.
- 1 pimiento verde sin semillas y cortado en anillos.
- 4 cucharadas de aceite de oliva.
- 2 cucharadas de vinagre.
- ¼ de cucharadita de estragón.
- Sal y pimienta.

### PREPARACIÓN:
Lava bien la lechuga y el berro, quita el exceso de agua y colócalos en una ensaladera, agrega encima los pepinos, los pimientos y la alfalfa; aparte mezcla los ingredientes del aderezo y emulsiónalos un poco. Sirve el aderezo aparte para que cada quien lo agregue a su gusto.

# ENSALADA ARCOIRIS
(4 porciones) 172 calorías por porción.

### INGREDIENTES:
- 2 betabeles limpios, crudos y rallados.
- 2 zanahorias bien limpias crudas y ralladas con todo y cáscara.
- 2 peras sin semillas, cortadas en cubos.
- 1 cucharada de queso blanco.
- Jugo de limón.
- Sal y pimienta al gusto.

### PREPARACIÓN:
Mezcla las verduras y la pera para integrarlas, espárceles el queso y condimenta al gusto con la sal, pimienta y limón.

# ENSALADA DE ESPINACA Y JÍCAMA

(2 porciones) 180 calorías por porción

## INGREDIENTES:

- 4 tazas de espinacas crudas.
- 1 taza de jícama, picada en cuadros.
- 120 g de queso panela, cortado en cuadros.
- 4 cucharaditas de ajonjolí tostado.
- 2 cucharaditas de aceite de oliva.
- El jugo de 1 limón.

## PREPARACIÓN:

Lava, desinfecta, seca y corta las espinacas, revuélvelas con la jícama y el queso panela. Espolvorea el ajonjolí. En un recipiente aparte mezcla el aceite, el limón, la sal y la pimienta. Añade esta mezcla a las espinacas al momento de servir.

# ENSALADA VEGETARIANA

(2 porciones) 195 calorías por porción.

## INGREDIENTES:

- 100 g de chícharos.
- 100 g de ejotes.
- 1 zanahoria.
- 1 cebolla pequeña.
- 1 apio.
- 1 chile poblano.
- Salsa mayonesa a discreción.
- Sal al gusto.

## PREPARACIÓN:

Hierve en agua todas las verduras cortadas en cuadritos o rodajas. Una vez frías mézclalas con la cebolla bien picada y el chile asado, desvenado y cortado en rajitas. Mezcla muy bien las verduras con la mayonesa y deja enfriar una hora en el refrigerador.

# ENSALADA DE ATÚN
# Y LEGUMBRES

(4 porciones) 234 calorías por porción.

## INGREDIENTES:
- 175 g de alubias grandes cocidas.
- 1 cebolla roja cortada en aros finos.
- 250 g de atún escurrido.
- 2 cucharaditas de vinagre de vino.
- 2 cucharadas de aceite de oliva.
- Sal y pimienta.

## PREPARACIÓN:
Mezcla las alubias con la cebolla; coloca el atún en el centro de una ensaladera y rodéalo con la mezcla de alubias y cebolla; rocía por encima con el vinagre y el aceite, agrega sal y pimienta al gusto. Sirve en frío.

## TOFU CON VERDURAS

(4 porciones) 273 calorías por porción.

## INGREDIENTES:
- ½ kg de tofu.
- 6 zanahorias medianas.
- 1 manojo de ejotes tiernos.
- ½ apio.
- 2 cebollas.
- 2 cucharadas de ajonjolí.
- ½ manojo de perejil.

## PREPARACIÓN:
Pica las zanahorias, el apio y los ejotes en trocitos pequeños. Sofríe la cebolla y el ajo y agrega la verdura picada para sofreírla. Corta el tofu en cubitos y agrégalo al guiso de verduras. Sazona con el ajonjolí tostado. Finalmente pica finamente el perejil. Retira del fuego el guiso y adorna con el perejil picado.

# ENSALADA DE APIO

(2 porciones) 147 calorías por porción.

## INGREDIENTES:

- 1 planta de apio.
- 2 manzanas verdes chicas.
- 1 zanahoria mediana.
- 2 cucharadas de aceite.
- Jengibre al gusto.
- Sal al gusto.

## PREPARACIÓN:

Corta el apio en trozos muy finos. Ralla la zanahoria y la manzana con rallador grueso. Mezcla todos los ingredientes y sazona con sal, aceite y jengibre.

# BERENJENA Y ESPÁRRAGOS

(4 porciones) 201 calorías por porción.

## INGREDIENTES:

- 1 berenjena.
- 6 calabazas.
- 3 pimientos rojos.
- 2 jitomates bola.
- 20 espárragos.
- 4 dientes de ajo picados.
- 3 dientes de chalotes picados.
- 5 g de tomillo picado.
- 20 ml de aceite de oliva.
- Sal y pimienta al gusto.

## PREPARACIÓN:

Corta los vegetales en bastones gruesos, acitrona el ajo y los chalotes en el aceite caliente. Agrega los vegetales, y sazona con el tomillo la sal y la pimienta.

# TRIGO Y ALCACHOFAS

(4 porciones) 158 calorías por porción.

## INGREDIENTES:

- 3 cebollas.
- 4 alcachofas.
- Aceite de oliva y sal.
- 5 tazas de agua.
- 1 taza de trigo sarraceno.
- 1 puñado de albahaca.

## PREPARACIÓN:

Pon la cebolla cortada a medias lunas a freír en una olla, cuando esté dorada añade las alcachofas cortadas en láminas. Añade el trigo sarraceno, el agua, la sal y la albahaca. Deja hervir media hora. Puedes servirlo así o pasado por la trituradora.

# VERDURAS EMPAPELADAS

(2 porciones) 160 calorías por porción.

## INGREDIENTES:

- 1 elote pequeño en 4 partes.
- 1 papa de 150 g en ocho partes.
- 1 taza de rebanadas de cebolla.
- 1 taza de zanahorias en tiras.
- 1 diente de ajo picado.
- 2 cucharaditas de aceite.
- 2 cucharaditas de jugo de limón.
- 1 cucharadita de albahaca.
- Sal y pimienta.
- Papel aluminio.

## PREPARACIÓN:

En un recipiente combina todas las verduras. En otro, mezcla el aceite, el jugo de limón, sal y pimienta y revuelve con las verduras. En dos pedazos de papel aluminio, coloca las verduras, rocía con la albahaca y sella los paquetes. Ásalos a la plancha durante 20 minutos, hasta que la papa quede bien cocida.

# CROQUETAS DE AVENA

(2 porciones) 329 calorías por porción.

### INGREDIENTES:

- ¼ de leche de soya.
- 250 g de avena.
- Castañas ralladas al gusto.
- Sal al gusto.

### PREPARACIÓN:

Mezcla todos los ingredientes, forma las croquetas y colócalas en un refractario y ponlas en el horno hasta que se doren. Sirve con ensalada, arroz integral y una salsa de tomate sobre las croquetas.

# ALCACHOFAS RELLENAS

(4 porciones) 224 calorías por porción.

### INGREDIENTES:

- 8 alcachofas.
- 200 g de tofu.
- 1 cucharada de aceite de oliva.
- 1 cebolla.
- 1 cucharadita de harina.
- Mostaza.
- 2 zanahorias cocidas.

### PREPARACIÓN:

Prepara las alcachofas despuntándolas un poquito quitándoles el tronco y las primeras hojas. Cuécelas en agua hirviendo con sal. Cuando están en su punto se dejan escurrir. Pica el tofu y las zanahorias y rellena con este picadillo las alcachofas. En el aceite fríe la cebolla muy fina, cuando esté dorada añade un poquito de mostaza y harina y un poquito del caldo donde herviste las alcachofas. Añade esta salsa a las alcachofas.

# CEVICHE DE HONGOS
(2 porciones) 189 calorías por porción.

### INGREDIENTES:
- 500 g de champiñones frescos partidos en cuatro.
- ½ cebolla picada.
- ½ manojo chico de cilantro.
- 4 chiles serranos picados.
- 200 ml de salsa catsup.
- 3 cucharadas soperas de salsa valentina.
- El jugo de 2 naranjas.
- El jugo de 2 limones.
- Sal y pimienta al gusto.

### PREPARACIÓN:
Incorpora todos los ingredientes en un tazón, mueve despacio con una placa de madera para que se integren bien los sabores; sírvelos en platos cocteleros y acompaña con galletas saladas.

# CEVICHE DE SOYA
(6 porciones) 376 calorías por porción.

### INGREDIENTES:
- 800 g de soya texturizada.
- 2 pepinos picados.
- 2 zanahorias cocidas picadas.
- 2 jitomates picados.
- ½ cebolla finamente picada.
- 4 naranjas.
- Cilantro finamente picado.
- Chile verde.
- Sal.
- Catsup.
- 4 limones.

PREPARACIÓN:
Prepara la soya, agrégale todos los ingredientes, sal al gusto, el jugo de naranja, catsup, jugo de limón; revuélvelo todo y está listo.

## ASADO VEGETARIANO
(4 porciones) 301 calorías por porción.

### INGREDIENTES:
- 8 papas medianas.
- 4 zanahorias.
- 4 calabazas chicas.
- 4 cebollas.
- 2 morrones.
- Papel de aluminio.

### PREPARACIÓN:
Prepara el fuego, con carbón o leña, una vez que las llamas se consumieron y se han formado las brasas, se colocan los ingredientes cubiertos con el aluminio en el asador, entre el carbón o la leña, a los 40 minutos aproximadamente, se retiran, se parten por en medio, agrega un poco de sal, aceite de oliva y buen provecho.

## FILETE ATÚN A LA VERACRUZANA
(2 porciones) 295 calorías por porción.

### INGREDIENTES:
- 350 g de atún en filetes.
- 2 jitomates.
- 2 chiles cuaresmeños en vinagre.
- 1 clavo.
- 2 pimientas negras.
- 1 raja de canela.
- 1 cucharada de cebolla.
- 1 cucharada de perejil.

◎ 1 diente de ajo.
◎ 4 cucharadas de aceite de oliva.
◎ El jugo de 1 limón.
◎ Agua.
◎ Sal.

### PREPARACIÓN:

Macera el pescado limpio en el jugo de limón. Tritura en un molcajete el clavo, las pimientas y la canela. Asa los jitomates, muélelos con el ajo y la mezcla de especies. En el aceite acitrona la cebolla, añade el jitomate, un poco de agua y el perejil, sazónalo. Al soltar el hervor, agrega el pescado y por último los chiles en rajitas. Deja hervir por 15 minutos a fuego lento.

## COLIFLOR CON PAPAS
## Y TOFU
( 5 porciones) 294 calorías por porción.

### INGREDIENTES:
◎ 5 papas cortadas en daditos.
◎ 1 coliflor cortado en arbolitos.
◎ 1 taza de tofu cortadito en cuadraditos chiquitos.
◎ 2 cucharada de aceite.
◎ 1 cucharadita de cúrcuma.
◎ 3 cucharadas de perejil picado.
◎ 1 cucharada de pimienta molida.
◎ Sal marina a gusto.

### PREPARACIÓN:

Calienta el aceite, a fuego lento. Mezcla la pimienta y la cúrcuma. Agrega una taza de agua y deja hervir unos 5 minutos. Por otro lado fríe las papas y escúrrelas. Fríe también la coliflor. Después colócalas en la cocción de las especias y cocina a fuego lento otros 5 minutos, agrega los daditos de papas y el tofu cocinando 3 minutos más. Condimenta con sal y espolvorea el perejil.

# FRUTAS Y JUGOTERAPIA PARA LOS PACIENTES CON DIABETES

La palabra fruta proviene del latín frutus, que significa fruto, vitalidad, provecho. Una forma de lograr una alimentación sana consiste en consumir frutas y verduras en lo que se define como frutoterapia, una terapia de excelentes y probados resultados.

La frutoterapia es una técnica terapéutica basada en las sustancias medicinales de las frutas, proteínas, vitaminas, sales minerales, oligoelementos, etc., que ayudan a metabolizar los azúcares, los lípidos y las proteínas para que sean utilizados en el cuerpo sin acumularse, además de actuar en los órganos afectados por la diabetes.

Cuando se le consume correctamente, nada aporta tantos beneficios como la fruta, que por su naturaleza misma da oportunidad al cuerpo para que se libere de los residuos y tóxicos acumulados. Esta limpieza favorece la vida en todos sus aspectos, y permite al cuerpo funcionar con el máximo de eficiencia, evitando las enfermedades degenerativas o recuperando su equilibrio de manera más rápida.

Generalmente, ante esta enfermedad, los médicos recomiendan reducir el consumo de algunos alimentos, especialmente los de origen animal, los industrializados, azucarados, fritos y grasosos, y aumentar el de frutas y verduras. La razón es que las frutas poseen las vitaminas, proteínas, sales minerales, oligoelementos, ácidos y grasas esenciales saludables, para un buen desarrollo del cuerpo y el manejo adecuado de la diabetes.

Las frutas son ricas en vitaminas y minerales, elementos nutricionales que se requieren en abundancia, y que al mismo tiempo proporcionan los hidratos de carbono más fáciles de usar por lo que ayudan al cuidado de la glucosa en sangre y del peso corporal. Las frutas son consideradas alimentos reguladores, y tienen la ventaja de que se comen crudas, por lo que se aprovechan todos sus nutrientes.

Su contenido de agua también es elevado, aportando al organismo la cantidad de líquidos que se requieren para eliminar las toxinas y evitar los radicales libres que provocan daño en los órganos afectados por las complicaciones de esta enfermedad. Gracias a esto las frutas son alimentos que proporcionan vida y retardan el envejecimiento y las complicaciones de todos los tejidos. El agua, las vitaminas antioxidantes, los minerales, las enzimas y la fibra que contiene la fruta nos ayuda a hidratar, depurar y vitalizar nuestro organismo.

El valor energético de las frutas es generalmente muy bajo, debido a su elevado contenido en agua que va en promedio del 80 al 90%. La composición nutricional de las frutas depende sobre todo del tipo de fruta y de su grado de maduración, pero de manera general presentan las siguientes características:

Agua: contienen más del 80% y hasta el 90%. Debido a este alto porcentaje de agua y a los aromas de su composición, la fruta es muy refrescante e hidratante.

Azúcares: entre el 5% y el 18% de la fruta está formada por hidratos de carbono complejos. El contenido como máximo llega a 20% en el plátano hasta el 5% en el melón, sandía y fresas. Las demás frutas tienen un valor promedio del 10%. Los hidratos de carbono son generalmente azúcares de fácil digestión y rápida absorción. En la fruta poco madura nos encontramos almidón, sobre todo en el plátano que con la maduración se convierte en fructosa. Con excepción del plátano (que puede consumirlo pero con cierto control), la mayoría de las frutas son bien toleradas por los diabéticos, y deben formar la parte fundamental y más grande de su alimentación diaria, especialmente en las colaciones.

Fibra: cerca del 2% de la fruta es fibra dietética. Los componentes de la fibra vegetal que nos podemos encontrar en las frutas son principalmente pectinas y hemicelulosa. La piel de la fruta es la que posee una mayor concentración de fibra, pero también es donde nos podemos encontrar con algunos contaminantes que son difíciles de eliminar si no la lavamos correctamente o incluso la eliminamos al pelarla. La fibra soluble como las pectinas forman con el agua mezclas viscosas. Las pectinas desempeñan por lo tanto un papel muy importante en la consistencia de la fruta y en su fácil digestión.

Vitaminas: son ricas en estos nutrientes, especialmente en provitamina A, vitaminas del grupo B, C y E. Según el contenido en vitaminas y por su predominio, podemos hacer dos grandes grupos de frutas:

a) Ricas en vitamina C: entre estas frutas se encuentran los cítricos, el melón, las fresas y el kiwi.

b) Ricas en vitamina A: son ricas en carotenos, como los albaricoques, durazno y ciruelas.

Sales minerales: al igual que las verduras, las frutas son ricas en potasio, magnesio, cromo, hierro y calcio. Un mineral sumamente importante es el potasio. Las que son más ricas en potasio son las frutas de hueso como el albaricoque, cereza, ciruela, durazno, etc.

Proteínas y grasas: los compuestos nitrogenados como las proteínas y los lípidos son escasos en la parte comestible de las frutas, aunque se encuentran en las semillas de algunas de ellas. Así el contenido de grasa promedio en las frutas puede variar del 0.1 al 0.5%, mientras que el contenido de proteínas puede estar entre el 0.1 y 1.5%.

Aromas y pigmentos: la fruta contiene ácidos y otras sustancias aromáticas que junto al gran contenido de agua de la fruta hacen que ésta sea refrescante y su sabor muy atractivo. El sabor de cada fruta vendrá determinado por su contenido en ácidos, azúcares y otras sustancias aromáticas. El ácido málico predomina en la manzana, el ácido cítrico en naranjas, limones y mandarinas y el ácido tartárico en la uvas. Por lo tanto los colorantes, los aromas y los componentes fenólicos aunque se encuentran en muy bajas concentraciones, influyen de manera crucial en el atractivo sabor de las frutas.

Cuando se le consume correctamente, nada aporta tantos beneficios como la fruta, pero todo esto es válido solamente cuando se consume correctamente. ¿Cómo es un consumo correcto de la fruta?

Sencillo, puesto que la fruta no está destinada a permanecer mucho tiempo en el estómago, un consumo correcto significa que ¡nunca se deberá comer como acompañamiento de ninguna otra cosa, ni inmediatamente después de comer!.

Es esencial, cuando se come fruta, comerla con el estómago vacío. Éste es, incuestionablemente, el aspecto más importante de la frutoterapia para la diabetes. Si la comemos correctamente, la fruta por su alto contenido en agua y por la poca energía que exige para su digestión, desempeñará un importante papel, permitiendo que el cuerpo se desintoxique y le aporte la cantidad correcta de energía de uso inmediato que no se acumula en la sangre o almacenes grasos, con lo que se logra el control de la glucosa, la pérdida de peso y cumple con las necesidades energéticas de las actividades vitales.

Hay dos consideraciones que son importantísimas para un correcto consumo de fruta. La primera se refiere al tipo de fruta o jugo de fruta que se va a consumir, y que es: debe ser fresca.

No se obtiene beneficio alguno de comer fruta que haya sido procesada o alterada de cualquier manera por el calor. Su consumo puede ir, en cambio, en contra de la salud, provocando sobrepeso e hiperglicemia. Tanto las manzanas al horno como las frutas de lata, las salsas de fruta cocidas y los pasteles son dañinos, ya que no proporcionan al cuerpo sustancias que lo desintoxiquen ni que lo nutran, y producen en cambio toxinas y acidez; incluso es posible que lesionen las sensibles mucosas que recubren a los órganos digestivos. La verdad es que la fruta es por naturaleza un alimento delicado, y la cocción destruye su valor potencial.

La siguiente consideración se refiere al tiempo que debe transcurrir desde que se ha comido cualquier otro alimento antes de comer fruta; una vez que se ha comido cualquier otra cosa que no sea fruta, se ha de esperar por lo menos tres horas.

Recomendaciones básicas para el consumo de las frutas:

- Al consumirlas no hay que mezclarlas con otros alimentos.

- Deben consumirse preferentemente en su temporada natural y sobre todo frescas, lo más recientemente cosechadas.

- Después de las comidas no es bueno tomar jugos, es mejor tomarlos una hora antes o después.

- Las frutas y verduras no deben comerse juntas en una misma comida.

- La naranja es una fruta de comida única, debe comerse sin mezclarse con ninguna otra.

- Todas las frutas cítricas es aconsejable que se consuman durante la mañana.

- Las frutas dulces pueden ser consumidas a cualquier hora del día, pero por lo menos 2 horas antes de dormir.

- En general la fruta debe consumirse madura.

- La fruta debe pelarse y en general, la mayoría, no debe consumirse con semillas, a no ser que se conozca bien y se sepa de antemano que las semillas no sean perjudiciales.

- Por supuesto bien lavadas con agua limpia.

Entre las frutas más adecuadas para la diabetes tenemos a la fresa, manzana, limón, almendra, papaya y toronja.

Vamos a revisar las propiedades y dosis recomendadas de estas frutas para que las incluyas tu esquema terapéutico, ya sea como el primer alimento del día o en una de las colaciones intermedias en lugar del refrigerio.

## TORONJA

La toronja es una fruta cítrica, conocida en algunos países como pomelo o grapefruit, y es un híbrido de un cítrico y la naranja. Se trata de un cruce natural entre el naranjo dulce y el pummelo (una especie diferente) producido en Barbados, en las Indias Occidentales. Las distintas variedades de la toronja se clasifican según la tonalidad de su pulpa. Las variedades blancas o comunes, son las que tienen la pulpa de color amarillo, y a pesar de ser las más cultivadas cada día se ven desplazadas por las variedades pigmentadas. Éstas últimas dan toronjas con la pulpa de tono rosa y rojizo y deben su color al pigmento llamado licopeno. Su popularidad y consumo se ha incrementado en las dos últimas décadas en muchos países.

Los jugos de cítricos, especialmente el de toronja y de naranja, son fuentes importantes de flavonoides, folato y de vitamina C, por lo que tienen un papel muy importante en la salud.

Los flavonoides están presentes en casi todas las plantas, fundamentalmente en las partes aéreas, pero varían cualitativamente de una planta a otra. Se han descubierto más de 4,000 y están recibiendo gran atención por parte de la comunidad científica, debido a que se les atribuyen propiedades antiinflamatorias, antioxidantes y protectores de vasos sanguíneos.

Los datos sugieren que los cítricos como la naranja, limón, toronja y mandarina pueden ser útiles para la producción de fitofármacos con acciones farmacológicas que incluyen antiagregante plaquetario, antiinflamatorio, antioxidante y antiaterogénico, por lo que pudieran ser empleados en el tratamiento y en la prevención de las enfermedades cardiovasculares.

Es la fruta ideal para tratar la diabetes, la hipoglicemia y algunas enfermedades de los ojos. Su contenido en vitamina C es similar al de la naranja. Para curar la inflamación de próstata el jugo de toronja es excelente, así como para aliviar los riñones. Se recomienda consumirla cuando se quiere bajar de peso, en ayunas. Es laxante, regenera el sistema nervioso, limpia la piel y vigorosa los tejidos de los pulmones. Coadyuva en tratamientos contra resfriados, indigestiones y fiebres.

Dosis: una toronja a gajos cada tercer día, durante 45 días, descansa 15 días y reinicia la dosis.

## LIMÓN

Se le llama la fruta de los mil usos. Pocos alimentos como éste han recibido tanta popularidad por sus propiedades medicinales. La acidez de la fruta es su característica principal y es rica en vitaminas y minerales. Tiene muchas propiedades y ha sido utilizada desde los comienzos de la humanidad. Proviene originalmente de Asia probablemente de China o de la India.

El poder curativo del limón reside en su bajo contenido energético, su nivel equilibrado en sodio y potasio y por supuesto, en la vitamina C. Que el limón posea un número tan escaso de hidratos de carbono, es de gran ayuda en las dietas de adelgazamiento y para los pacientes diabéticos; comer limón representa tomar vitamina C sin calorías adicionales.

El limón contiene un elevado nivel de potasio y un bajo contenido en sodio, relación ideal para combatir la hipertensión arterial. Para aquellas personas que tienen la presión sanguínea demasiado elevada y deben prescindir de la sal, el limón les servirá de aderezo.

Es antibiótico y antiséptico. Cuando hay intoxicaciones gastrointestinales se recomienda tomar jugo de limón con agua caliente, un poco cada media hora hasta que el malestar desaparezca. Ayuda en el funcionamiento del páncreas y del hígado.

Es recomendable para el reumatismo, hipertensión, litiasis hepática y renal, diabetes, diarrea y anginas. Es eficaz para la fiebre, acidez gástrica, contra el raquitismo, la tuberculosis, la gota, es excelente vivificador y purificador de la sangre. El jugo de limón desinfecta heridas, depura el hígado y los riñones, fortifica los bronquios, mata los gérmenes. Tonifica los nervios.

No es recomendable chupar directamente el jugo del limón, ya que es corrosivo para el esmalte de los dientes y puede llegar a debilitarlo. Lo recomendable es diluirlo con agua y cepillarse después los dientes.

Tampoco hay que exagerar en su consumo, curas de 30 o hasta 40 limones proporcionarán al estomago una cantidad de ácido que no será fácil de tolerar, especialmente si se padece de gastritis o úlcera.

Dosis: toma el jugo de tres limones diluidos en medio vaso de agua antes de la comida, y tómalo a sorbos con un popote.

# FRESAS

Proviene de una planta vivaz de la familia de las Rosáceas. La planta posee un tallo corto del que brota a unos 3 cm una roseta de hojas y en época después de la cosecha desarrolla unos largos estolones que van enraizando para así multiplicarse.

Algunos la consideran una mala hierba debido a su capacidad de reproducción ya que de 10 plantas iniciales pueden desarrollarse más de 200 plantas en la siguiente cosecha. Las hojas son trifoliadas, de color verde intenso en el haz y verde pálida y vellosa en su envés. Sus flores son blancas con cinco pétalos. Los frutos son aquenios incrustados en una zona carnosa que conjuntamente forman la fresa. Es una de las escasas variedades de plantas que desarrolla la semilla en el exterior.

La fresa contiene betacarotenos, ácido fólico, biotina, vitamina C y un poco de vitaminas B1, B2, B3, B5, B6 y E, además minerales como calcio, cloro, magnesio, fósforo, potasio, sodio, azufre y un poco de hierro, zinc y cobre. En una relación gramo a gramo, la fresa se lleva la palma por lo que a contenidos de vitamina C, vitamina E y betacarotenos se refiere, los tres antioxidantes por excelencia.

Las fresas son antiinflamatorias, y son eficaces para los dolores musculoesqueléticos, para las lumbalgias y alteraciones de la columna, la artritis y la artrosis, además de la ictericia, la gota, anemia, cálculos renales y biliares. Muy útiles para la hipertensión, el estreñimiento, la diabetes y el reumatismo. No favorecen para las alergias, hepatitis o úlceras estomacales. Contienen un ácido que neutraliza los efectos cancerígenos del humo del tabaco.

Dosis: úsalas como colación de media mañana durante 15 días, come una ración de fresas bien lavadas y desinfectadas, con una cucharada de polen de flores.

# JUGOTERAPIA

Los jugos son muy buenos porque son muy similares en sus propiedades a las frutas en fresco. Por lo tanto, suponen una buena alternativa a la fruta. Cuando se toma la fruta en jugo, hay que tomar la precaución de tomarlo de inmediato. Las vitaminas que contienen los jugos recién hechos se oxidan con cierta facilidad al contacto con el aire, lo que conlleva una pérdida importante de su contenido vitamínico.

Para complementar el esquema terapéutico de la diabetes, incluye uno de los siguientes jugos de acuerdo a las indicaciones señaladas, puedes irlos rotando conforme vayas terminando el tiempo recomendado, pero si alguno de ellos te ayuda más que otros puedes repetir su ciclo las veces necesarias, pero sobretodo evita usar jugos envasados o industrializados, la elaboración de los jugos debe hacerse a partir de frutas o verduras naturales, lavadas y desinfectadas. Extrae su jugo con un procesador o extractor previamente lavado.

El éxito en el tratamiento depende de la constancia, de seguir correctamente las instrucciones y de permitir que la jugoterapia vaya logrando su efecto en un tiempo razonable.

## JUGO No. 1

### INGREDIENTES:
* ✱ 3 cm de sábila.
* ✱ Jugo de naranja.
* ✱ Jugo de limón.
* ✱ Xoconostle.

### PREPARACIÓN:
Mezcla en la licuadora los jugos con la sábila y el xoconostle, hasta que queden bien integrados. Toma 3 cucharadas de la mezcla cada 8 horas. Prepara la cantidad necesaria para el día y lo que sobre deséchalo ya que pierde sus propiedades.

# JUGO No. 2

### INGREDIENTES:

* Jugo de naranja sin colar.
* Levadura de cerveza.

### PREPARACIÓN:

Mezcla el jugo de naranja con la levadura en la licuadora. Toma 250 ml del jugo en ayunas una vez al día, alternándolo con otros jugos o durante 15 días.

# JUGO No. 3

### INGREDIENTES:

* 1 pera.
* 1 lima.

### PREPARACIÓN:

Lava bien la pera, quita el corazón y el rabito, pero sin pelarla. Pela la lima, quítale las semillas, trocea y licua junto con la pera. Remueve el jugo con una cuchara para que queden bien mezclados los sabores. Toma 250 ml del jugo en ayunas una vez al día, alternándolo con otros jugos o durante 15 días.

# JUGO No. 4

### INGREDIENTES:

* Jugo de toronja.
* Jugo de naranja.
* Jugo de espinaca.
* Jugo de limón.
* Jugo de berro.

### PREPARACIÓN:

Mezcla los jugos, y agrega un poco de agua si se encuentran muy espesos. Toma 250 ml del jugo en ayunas una vez al día, alternándolo con otros jugos o durante 15 días.

# JUGO No. 5

### INGREDIENTES:

✸ Jugo de naranja sin colar.
✸ Jugo de toronja.
✸ Jugo de guayaba.

### PREPARACIÓN:

Mezcla los jugos sin colarlos, y agrega un poco de agua si se encuentran muy espesos. Toma 250 ml del jugo en ayunas una vez al día, alternándolo con otros jugos o durante 15 días.

# JUGO No. 6

### INGREDIENTES:

✸ 1 hoja de espinaca.
✸ 1 naranjas.
✸ 1 ½ cucharadas de papaya.
✸ ¼ de rebanada de piña.

### PREPARACIÓN:

Extrae el jugo de la naranja y la piña, mézclalos en la licuadora con la papaya y las espinacas. Toma 250 ml del jugo en ayunas una vez al día, alternándolo con otros jugos o durante 15 días.

# JUGO No. 7

### INGREDIENTES:

✸ Jugo de toronja.
✸ 1 trozo pequeño de papaya.

### PREPARACIÓN:

Mezcla el jugo de toronja con la papaya en la licuadora. Toma 250 ml del jugo en ayunas una vez al día, alternándolo con otros jugos o durante 15 días.

# JUGO No. 8

## INGREDIENTES:

* Moras.
* Sandía.
* 1 manzana.

## PREPARACIÓN:

Lava las frutas, especialmente las moras. Pela las que tienen cáscara y licua todas las frutas. Puedes colar el jugo para eliminar las pepitas. Toma 250 ml del jugo en ayunas una vez al día, alternándolo con otros jugos o durante 15 días.

# JUGO No. 9

## INGREDIENTES:

* 1 hoja de espinaca.
* 1 trozo pequeño de papaya.
* ½ nopal.
* 1 naranja.
* ½ toronja.
* 10 ml de agua mineral.

## PREPARACIÓN:

Extrae los jugos y mézclalos con el resto de los ingredientes. Toma 250 ml del jugo en ayunas una vez al día, alternándolo con otros jugos o durante 15 días.

# JUGO No. 10

## INGREDIENTES:

* Manzana verde.

## PREPARACIÓN:

Pela y trocea la manzana, quítale el corazón y pásala por el extractor de jugos, sirve y toma de inmediato. Toma 250 ml del jugo en ayunas una vez al día, alternándolo con otros jugos o durante 15 días.

# JUGO No. 11

### INGREDIENTES:

* Jugo de toronja.
* Jugo de naranja.
* 1 trozo de apio picado.
* 5 gotas de limón.

### PREPARACIÓN:

Licua todos los ingredientes y toma 250 ml del jugo en ayunas una vez al día, alternándolo con otros jugos o durante 15 días.

# JUGO No. 12

### INGREDIENTES:

* 2 guayabas.
* 1 pera.

### PREPARACIÓN:

Pasa las peras y las guayabas por el extractor, mezcla los jugos y sirve, si es necesario agrega un poco de agua. Toma 250 ml del jugo en ayunas una vez al día, alternándolo con otros jugos o durante 15 días.

# JUGO No. 13

### INGREDIENTES:

* Jugo de lechuga orejona.
* Jugo de zanahorias.
* Jugo de lima.
* Jugo de naranja.
* 10 ml de agua mineral.

### PREPARACIÓN:

Mezcla los jugos sin colarlos. Toma 250 ml del jugo en ayunas una vez al día, alternándolo con otros jugos o durante 15 días.

# JUGO No. 14

## INGREDIENTES:

* Jugo de durazno.
* Jugo de zanahoria.
* Jugo de fresa.
* 1 cucharada de semillas de girasol.
* 1 cucharada de polen de flores.

## PREPARACIÓN:

Mezcla los ingredientes. Toma 250 ml del jugo en ayunas una vez al día, alternándolo con otros jugos o durante una semana como máximo.

Toma en cuenta los siguientes jugos:

1.- Toma diariamente un vaso de jugo de chayote, ejote y tomate en partes iguales dos veces por día, durante 20 días.

2.- Toma en ayunas un licuado a base de nopal (la mitad), xoconostle (la mitad), pulpa de sábila (4 cm), agua o jugo de naranja, durante un mes.

3.- Toma un vaso de jugo de espinaca, lechuga y col a partes iguales dos veces por día, durante 15 días.

4.- Jugo de cebolla, limón y ajo mezclado con agua o jugo de naranja, dos veces al día durante 20 días.

5.- Jugo de germinados de trigo con limón, tres veces al día durante 20 días.

6.- Jugo de limón con sábila, se le agrega una cucharadita de miel de bebé. Tómalo 2 veces al día durante 20 días.

7.- En un vaso con agua pon dos cucharadas de cebolla morada picada y deja reposar por lo menos 4 horas, cuela y agrega al líquido dos gotas de limón y media cucharadita de miel de abeja, mézcla perfectamente y tómalo en ayunas por tres semanas.

8.- Jugo de espárragos con lechuga y apio a partes iguales. Toma dos vasos al día durante 15 días.

9.- Jugo de ejotes. Medio vaso dos veces al día durante 20 días.

10.- Jugo de achicoria con limón. Toma medio vaso dos veces al día durante 20 días.

11.- Jugo de limón con media cucharadita de algas marinas molidas y media cucharada de levadura de cerveza, tómalo 3 veces al día por 20 días.

12.- Pon a remojar un nopal en aguamiel toda la noche, al día siguiente saca el nopal, agrega jugo de limón y media cucharadita de miel, licua y tómalo en ayunas por 3 semanas continuas.

13.- Jugo de nabo, lechuga y apio dos veces al día por 20 días.

14.- Medio vaso de jugo de limón con tres cucharaditas de lecitina de soya, dos veces al día, durante 15 días.

15.- Jugo de pepino y achicoria a partes iguales, se le agrega media cucharadita de diente de león. Se toma dos veces al día durante 20 días.

# HERBOLARIA PARA LA DIABETES

La fitoterapia aspira a cumplir un importante papel en la terapéutica preventiva, curativa y complementaria del futuro, principalmente por razones económicas, por el control de los efectos secundarios, y por la confianza que merece a gran parte de la población, siguiendo las recomendaciones de la Organización Mundial de la Salud.

El empleo de las plantas medicinales con fines curativos es una práctica que se ha realizado desde tiempos muy antiguos. Durante mucho tiempo los remedios naturales, y sobre todo las plantas medicinales, fueron el principal e incluso el único recurso de que disponían los médicos para procurar la salud de sus pacientes.

Esto provocó que se profundizara en el conocimiento de las especies vegetales que poseen propiedades medicinales para ampliar su uso y la habilidad en el empleo de los productos que de ellas se extraen.

La fitoterapia, nombre que se aplica al uso medicinal de las plantas, nunca ha dejado de tener vigencia. Muchas de las especies vegetales utilizadas por sus virtudes curativas entre los antiguos egipcios, griegos y romanos llegaron a formar parte de la farmacopea medieval, que más tarde se vio enriquecida por el aporte de los conocimientos del nuevo mundo. Dichas plantas medicinales y los remedios que entonces utilizaban, se siguen usando hoy en día. Como ciencia, la fitoterapia es el estudio del uso terapéutico de las plantas, que contienen componentes activos utilizados para el tratamiento de diversas enfermedades. Estos principios activos han sido estudiados y extraídos por diferentes métodos.

Es un recurso de la medicina alternativa que aprovecha las plantas medicinales con la finalidad de prevenir, tratar o curar las enfermedades. Las especies vegetales que suelen emplearse son de cualquier tipo, desde hojas a raíces, desde plantas herbáceas a árboles, desde especies marinas a terrestres. La fitoterapia reúne un número muy notable de remedios basados en la naturaleza vegetal de los mismos.

El conocimiento de la botánica de las distintas culturas ha ido profundizando y enriqueciéndose durante milenios consiguiendo clasificar muchas de las especies vegetales según sus propiedades medicinales. Se podría decir que no existe alteración o enfermedad en la que no se proponga una mejoría o una solución con algún preparado fitoterápeutico. Las aplicaciones de la fitoterapia son innumerables.

Las infusiones de hierbas aportan nutrientes esenciales y sustancias provechosas al organismo hidratándonos con su alto contenido de agua. Son ideales también para las personas a las que les cuesta tomar el consumo necesario diario de agua.

La naturaleza que es extremadamente sabia, nos ofrece además de los alimentos, plantas que nos ayudan a mejorar el funcionamiento de los órganos y del metabolismo de los alimentos, evitando enfermedades crónicas, deterioro y envejecimiento prematuro.

Las plantas medicinales son muy distintas de las medicinas, ya que es muy difícil que un remedio fitoterápeutico contenga cantidades importantes de una sola sustancia o principio activo. Así pues una planta con propiedades terapéuticas para los trastornos de ansiedad como las fobias, puede contener varias decenas o cientos de principios activos con cierta actividad tónica de la función nerviosa, de muy variada fuerza o intensidad, pero ninguna de esas sustancias por sí sola está presente en el preparado en cantidad suficiente como para poder provocar una sobredosificación o exceso del efecto farmacológico de la sustancia concreta, como sucede con los medicamentos.

Su efectividad se ha comprobado y con resultados excelentes en una gran cantidad de pacientes, que han logrado mejorar su calidad de vida al controlar sus niveles de glucosa en sangre y limitando el daño de la enfermedad a los órganos vulnerables con la fitoterapia.

Los siguientes son algunos preparados caseros tradicionales para la aplicación de la fitoterapia, la finalidad es que sepas como prepararlos y usarlos como parte de la terapia complementaria con plantas medicinales:

a) Cocimiento: es la operación de dejar las hierbas en el fuego después que ha hervido, por espacio de 15 o 20 minutos más. Esto satura el agua de los principios activos y generalmente se utilizan cortezas, semillas o tallos duros en esta preparación, salvo que se indique lo contrario, para las partes blandas de la hierba, como hojas o flores, se usa la infusión.

b) Decocción: echar las plantas en agua fría y llevarlas a ebullición. Cuando hayan hervido durante 10 minutos se pueden colar. La dosis normalmente es de una cucharada de hierba por litro de agua.

c) Infusión: es la operación que consiste en verter agua caliente o cualquier otro liquido a alta temperatura sobre una materia orgánica y dejar la mezcla por unos minutos, a fin de que el liquido se cargue o se sature de los principios activos de la hierba usada. Por lo general se usa en flores, hojas y hierbas blandas para hacer un té. La proporción ideal es una cucharada de hierbas por cada litro de agua. Es recomendable colocarlas en un recipiente de cerámica y verter agua hirviendo sobre ellas, tapar, dejar reposar y colar.

d) Maceración: para obtener una maceración hay que poner las hierbas en agua fresca y dejarlas en ella por un espacio de tiempo suficiente, esto es, hasta que el agua tome un sabor pronunciado de la planta. Normalmente va de 24 a 48 horas el tiempo necesario para una maceración, aunque en algunas hierbas puede ser menos. Es una preparación en frío.

Las plantas que vamos a utilizar para el tratamiento de la diabetes son:

## BERROS

Dosis: toma un buen puñado de hojas y tallos frescos de berro, triturarlos bien en un recipiente y coloca en un lienzo, exprime bien hasta que obtengas todo el jugo. Se calcula unos 100 g de la planta fresca para sacar 50 ml de jugo, toma esos 50 ml cada 12 horas durante 15 días. Como infusión, agrega 4 cucharadas de berros picados en un litro con agua, hierve por 10 minutos, déjalos reposar otros 10 minutos y tómalo como agua de tiempo por un mes

Indicaciones: es antidiabético, depurativo, diurético, béquico y estimulante. Por su alto contenido en hierro es muy útil en el tratamiento de la anemia.

Contraindicaciones: dado su alto contenido en yodo, puede irritar las mucosas intestinales. No debe consumirse en caso de gastritis, úlceras gastroduodenales, inflamaciones de las vías urinarias e hipotiroidismo.

## HIGO

Dosis: pon a cocer tres hojas frescas o tres hojas secas de la higuera, hierve durante 15 minutos en medio litro de agua, cuela y toma una taza en ayunas y por la tarde.

Indicaciones: da excelentes resultados en el tratamiento contra la diabetes.

Contraindicaciones: no debe usarse en el embarazo y la lactancia.

## AVENA

Dosis: remoja en un vaso con agua tres cucharadas de avena integral, al día siguiente se cuela y se toma el agua en ayunas. Incluye avena en tus alimentos. Para la infusión de avena se emplean 15 gramos de semillas de avena, preferentemente sin pelar, que se añaden a un litro de agua; se procede a hervir durante unos treinta minutos. Te recomiendo tomar tres tazas de la decocción al día, divídelas en mañana, al medio día y antes de acostarte.

Indicaciones: diabetes, ansiedad, depresión, insomnio; anemia, convalecencia; estreñimiento; hipertensión, edemas, sobrepeso acompañado de retención de líquidos.

Contraindicaciones: no se conocen.

## DAMIANA

Dosis: para la infusión, se utilizan las hojas moderadamente secas al sol. En un litro con agua pon a hervir una cucharada de hojas no más de 3 minutos. Toma una taza al día. Otra infusión se elabora con un litro de agua, dos cucharadas de damiana, dos cucharadas de hojas de naranjo de tiempo y jugo de limón al gusto. Toma dos tazas de la infusión al día.

Indicaciones: contiene gran cantidad de vitamina E. Tiene efectos antidiabéticos potentes, además es un estimulante hormonal muy importante. Es útil en caso de depresión, agotamiento físico y mental. Actúa en los centros espinales. Provoca un estado agudo de la mente, clarifica los pensamientos.

Contraindicaciones: no debe usarse en caso de embarazo, lactancia, ansiedad, insomnio, taquicardia, síndrome del intestino irritable, no es recomendable asociarla a estimulantes como el café, té, guaraná, cola, ginseng, etc. A grandes dosis es purgante.

## ALHOVA

Dosis: infusión pon a hervir 2 cucharadas de semillas pulverizadas en 1 litro de agua hasta que el volumen se reduzca a la mitad. Tómalo en ayunas por 9 días continuos, descansa 7 días y tómalo otra vez por 9 días, durante 4 periodos.

Indicaciones: tiene efectos parecidos al del aceite de hígado de bacalao, pero es uno de los remedios más efectivos contra la diabetes.

Contraindicaciones: en casos de obstrucción intestinal, íleo paralítico, obstrucción intestinal, dolor abdominal de origen desconocido, apendicitis, impactación fecal; embarazo y lactancia.

## CORREGUELA

Dosis: en un litro de agua pon dos cucharadas de la raíz, déjala hervir por 5 minutos y reposar durante 3 minutos; cuélala y toma la infusión como agua de tiempo por lo menos durante un mes.

Indicaciones: tiene efectos antidiabéticos que disminuyen la glucosa en sangre.

Contraindicaciones: en el embarazo y la lactancia consulta a tu médico.

## CACAHUATES

Dosis: pon a remojar por la noche 10 cacahuates con cáscara, al día siguiente separa la cáscara y la semilla y las pones a hervir en la misma agua en que los remojaste. Tómala como agua de tiempo.

Indicaciones: tienen efectos antidiabéticos, sobre todo crudos.

Contraindicaciones: no deben consumirse si los niveles de lípidos y colesterol en sangre se encuentran elevados, en tal caso es necesario consultar con el médico.

## PALO DE PÁJARO

Dosis: agrega dos manojos de corteza a agua hirviendo y se deja hervir por espacio de 5 minutos, cuela y tómala como agua de tiempo durante un mes.

Indicaciones: es excelente contra la diabetes.

Contraindicaciones: en el embarazo y la lactancia consulta a tu médico.

## SÁBILA

Dosis: ingiere 4 cm de la pulpa de la sábila disueltos en 120 ml de agua al día. Prepara una infusión con una hoja de sábila y un litro de agua, limpia la hoja, quítale la piel, extrae la pulpa y hiérvela con el agua durante 10 minutos, deja entibiar. Toma una taza de 250 ml cada 12 horas.

Indicaciones: reduce los efectos de la indigestión, acidez estomacal, gastritis, úlceras duodenales y estomacales, es antidiabética, se usa para hemorroides, afecciones del aparato digestivo, descongestionando el estómago, el intestino delgado, el hígado, los riñones y el páncreas.

Contraindicaciones: en algunas personas puede tener un efecto laxante a grandes dosis.

## ROMERO

Dosis: infusión, prepárala con 3 cucharadas de la hierba seca por litro de agua dejándola hervir durante 10 minutos, que repose otros 10 minutos, cuela y tómala como agua de tiempo.

Indicaciones: es uno de los principales medicamentos antidiabéticos de aplicación general. Ayuda a superar las afecciones del hígado. Tomado en infusión después de las comidas favorece la digestión. Ayuda a depurar la sangre de toxinas.

Contraindicaciones: está contraindicado el uso de la esencia durante el embarazo, con gastroenteritis y prostatitis.

## OLIVO

Dosis: cuece durante 10 minutos en 1 litro de agua 3 cucharadas de hojas de olivo, déjalas reposar durante 10 minutos, cuélalas y tómalo como agua de tiempo durante un mes.

Indicaciones: las hojas de olivo tienen efectos hipoglucemiantes. Es hipotensor, laxante suave, colagogo; regula el exceso de colesterol.

Contraindicaciones: está contraindicado en personas que padecen de obstrucción de las vías biliares.

## VALERIANA

Dosis: cuece durante 10 minutos un puñito de valeriana en un litro de agua, deja reposar durante 8 minutos, cuela y toma una taza de la infusión antes de acostarte o usa la tintura de valeriana, 10 gotas diluidas en medio vaso de agua 4 veces al día.

Indicaciones: es útil para los pacientes diabéticos muy sensibles o nerviosos.

Contraindicaciones: el uso durante mucho tiempo o de dosis muy altas de valeriana puede producir dolor de cabeza, jaquecas, mareo, somnolencia al despertar y otros síntomas.

# ORTIGA

Dosis: toma la infusión hecha con 4 cucharadas de hojas de ortiga fresca en un litro de agua, deja hervir por 15 minutos, reposar 5 minutos, cuela, agrega medio vaso de jugo de limón y tómalo como agua de tiempo durante un mes. Bolsitas: prepara una infusión con 1 cucharada por 1 taza. Cuela y bebe 2 tazas por día.

Indicaciones: es antihemorrágico, eficaz diurético e hipotensor, antirreumático, ejerce un buen drenaje hepático depurativo, e hipoglucemiante.

Contraindicaciones: en embarazo y lactancia. Las raíces pueden irritar la mucosa gástrica. Debe evitarse el contacto de la piel con las espinillas de las hojas o del tallo.

# PERIFOLIO

Dosis: a una taza con agua se le agrega una cucharada de la semilla, se hierve por 5 minutos, se deja reposar durante 5 minutos, y se cuela. Toma de 2 a 3 tazas al día durante un mes.

Indicaciones: es auxiliar en la terapia de la diabetes. Es un tónico, un expectorante suave y un estimulante de la digestión.

Contraindicaciones: en el embarazo y la lactancia consulta a tu médico.

## ENDRINO

Dosis: agrega una cucharada de flores a un litro de agua hirviendo, déjalas durante 5 minutos, cuela y toma una taza 3 veces al día por 3 semanas.

Indicaciones: es antidiabético. Se considera revigorizante, y se aconseja tomarlo después de periodos de esfuerzo físico o mental. También puede ser recomendable tomarlo durante el crecimiento.

Contraindicaciones: tiene efectos laxantes. En el embarazo y la lactancia consulta a tu médico.

## EUCALIPTO

Dosis: decocción, hierve durante tres minutos 7 hojas de eucalipto en un litro de agua, cuela el té, y tómalo como agua de tiempo durante un mes. Las hojas hechas polvo se toman en medio vaso con jugo de limón, dos veces al día por 3 semanas continuas, verificando continuamente el nivel de glucosa en sangre.

Indicaciones: su principal acción antidiabética está dada por su contenido en taninos, además es auxiliar en la curación de ulceraciones de la boca y las encías.

Contraindicaciones: el uso del aceite esencial, está contraindicado en casos de inflamaciones del tracto gastrointestinal, de las vías biliares y en insuficiencia hepática. Durante el embarazo y la lactancia, es recomendable que consultes a tu médico.

## ALCACHOFA

Dosis: macera en un litro de agua 100 g de alcachofas durante 12 horas, fíltralo y tómalo como agua de tiempo. Otra opción es tomar el jugo de alcachofa con un poco de vino blanco (una copa) por lo menos durante un mes. Cómelas en ensaladas crudas con nopal, xoconostle y sábila.

Indicaciones: es un excelente antidiabético por las elevadas cantidades de inulina que posee, disminuye la glucosa en sangre y orina. Es muy útil para combatir enfermedades hepáticas como hepatitis, cálculos biliares y cirrosis.

Contraindicaciones: no deben tomarla las personas alérgicas a la alcachofa, tampoco pacientes con obstrucción mecánica de las vías biliares, como los que presentan cálculos en la vesícula o pancreatitis.

Puedes tomar las siguientes infusiones, para ayudar en el tratamiento de la diabetes:

## NOGAL

Dosis: prepara una decocción con 3 hojas de nogal por litro de agua, deja hervir por 5 minutos y reposar durante otros 5 minutos, cuela y tómalo como agua de tiempo.

Indicaciones: es un buen tratamiento para la diabetes.

Contraindicaciones: en personas que estén en tratamientos con sales de hierro y alcaloides.

# INFUSIÓN No. 1

## INGREDIENTES:

- Ortiga.
- Romero.
- Sábila.

## PREPARACIÓN:

En un litro de agua hirviendo, agrega una cucharada de cada una de las plantas, deja reposar 10 minutos, cuela y se toma como agua de tiempo durante un mes.

# INFUSIÓN No. 2

## INGREDIENTES:

❧ Higuera.
❧ Perifolio.
❧ Damiana.

## PREPARACIÓN:

Pon en un recipiente no metálico, 1 litro de agua al fuego. Cuando arranque el hervor, apágalo. Ponle una cucharada de cada una de las hierbas, remueve y tápalo 10 minutos. Cuela y tómalo como agua de tiempo durante un mes.

# INFUSIÓN No. 3

## INGREDIENTES:

❧ Berros.
❧ Alhova.
❧ Romero.

## PREPARACIÓN:

Pon en un recipiente no metálico, 1 litro de agua al fuego. Cuando arranque el hervor, apágalo. Ponle una cucharada de cada una de las hierbas, remueve y tápalo 10 minutos. Cuela y tómalo como agua de tiempo durante un mes.

# INFUSIÓN No. 4

## INGREDIENTES:

❧ Higuera.
❧ Correguela.
❧ Olivo.

## PREPARACIÓN:

Pon en un recipiente no metálico, 1 litro de agua al fuego. Cuando arranque el hervor, apágalo. Ponle una cucharada de cada una de las hierbas, remueve y tápalo 10 minutos. Cuela y tómalo como agua de tiempo durante un mes.

# INFUSIÓN No. 5

### INGREDIENTES:

✤ Avena.
✤ Arándano.
✤ Valeriana.

### PREPARACIÓN:

Pon en un recipiente no metálico, 1 litro de agua al fuego. Cuando arranque el hervor, apágalo. Ponle una cucharada de cada una de las hierbas, remueve y tápalo 10 minutos. Cuela y tómalo como agua de tiempo durante un mes.

# INFUSIÓN No. 6

### INGREDIENTES:

✤ Cebolla.
✤ Cardo.
✤ Zarzamora.

### PREPARACIÓN:

Pon en un recipiente no metálico, 1 litro de agua al fuego. Cuando arranque el hervor, apágalo. Ponle una cucharada de cada una de las hierbas, remueve y tápalo 10 minutos. Cuela y tómalo como agua de tiempo durante un mes.

# INFUSIÓN No. 7

### INGREDIENTES:

✤ Palo de pájaro.
✤ Ortiga.
✤ Nogal.

### PREPARACIÓN:

Pon en un recipiente no metálico, 1 litro de agua al fuego. Cuando arranque el hervor, apágalo. Ponle una cucharada de cada una de las hierbas, remueve y tápalo 10 minutos. Cuela y tómalo como agua de tiempo durante un mes.

# INFUSIÓN No. 8

## INGREDIENTES:

✤ Sábila.
✤ Perifolio.
✤ Alcachofa.

## PREPARACIÓN:

Pon en un recipiente no metálico, 1 litro de agua al fuego. Cuando arranque el hervor, apágalo. Ponle una cucharada de cada una de las hierbas, remueve y tápalo 10 minutos. Cuela y tómalo como agua de tiempo durante un mes.

# INFUSIÓN No. 9

## INGREDIENTES:

✤ Romero.
✤ Cebolla.
✤ Centaura áspera.

## PREPARACIÓN:

Pon en un recipiente no metálico, 1 litro de agua al fuego. Cuando arranque el hervor, apágalo. Ponle una cucharada de cada una de las hierbas, remueve y tápalo 10 minutos. Cuela y tómalo como agua de tiempo durante un mes.

# INFUSIÓN No. 10

## INGREDIENTES:

✤ Olivo.
✤ Endrino.
✤ Tronadora.

## PREPARACIÓN:

Pon en un recipiente no metálico, 1 litro de agua al fuego. Cuando arranque el hervor, apágalo. Ponle una cucharada de cada una de las hierbas, remueve y tápalo 10 minutos. Cuela y tómalo como agua de tiempo durante un mes.

# INFUSIÓN No. 11

## INGREDIENTES:

✺ Ortiga.
✺ Alcachofa.
✺ Pie de león.

## PREPARACIÓN:

Pon en un recipiente no metálico, 1 litro de agua al fuego. Cuando arranque el hervor, apágalo. Ponle una cucharada de cada una de las hierbas, remueve y tápalo 10 minutos. Cuela y tómalo como agua de tiempo durante un mes.

# INFUSIÓN No. 12

## INGREDIENTES:

✺ Endrino.
✺ Tronadora.
✺ Berros.

## PREPARACIÓN:

Pon en un recipiente no metálico, 1 litro de agua al fuego. Cuando arranque el hervor, apágalo. Ponle una cucharada de cada una de las hierbas, remueve y tápalo 10 minutos. Cuela y tómalo como agua de tiempo durante un mes.

# INFUSIÓN No. 13

## INGREDIENTES:

✺ Higuera.
✺ Perifolio.
✺ Damiana.

## PREPARACIÓN:

Pon en un recipiente no metálico, 1 litro de agua al fuego. Cuando arranque el hervor, apágalo. Ponle una cucharada de cada una de las hierbas, remueve y tápalo 10 minutos. Cuela y tómalo como agua de tiempo durante un mes.

*Dr. Abel Cruz*

# INFUSIÓN No. 14

## INGREDIENTES:

- Eucalipto.
- Zarzamora.
- Avena.

## PREPARACIÓN:

Pon en un recipiente no metálico, 1 litro de agua al fuego. Cuando arranque el hervor, apágalo. Ponle una cucharada de cada una de las hierbas, remueve y tápalo 10 minutos. Cuela y tómalo como agua de tiempo durante un mes.

# INFUSIÓN No. 15

## INGREDIENTES:

- Nogal.
- Arándano.
- Damiana.

## PREPARACIÓN:

Pon en un recipiente no metálico, 1 litro de agua al fuego. Cuando arranque el hervor, apágalo. Ponle una cucharada de cada una de las hierbas, remueve y tápalo 10 minutos. Cuela y tómalo como agua de tiempo durante un mes.

# INFUSIÓN No. 16

## INGREDIENTES:

- Higuera.
- Perifolio.
- Damiana.

## PREPARACIÓN:

Pon en un recipiente no metálico, 1 litro de agua al fuego. Cuando arranque el hervor, apágalo. Ponle una cucharada de cada una de las hierbas, remueve y tápalo 10 minutos. Cuela y tómalo como agua de tiempo durante un mes.

# INFUSIÓN No. 17

## INGREDIENTES:

* Cardo.
* Enebro.
* Alhova.

## PREPARACIÓN:

Pon en un recipiente no metálico, 1 litro de agua al fuego. Cuando arranque el hervor, apágalo. Ponle una cucharada de cada una de las hierbas, remueve y tápalo 10 minutos. Cuela y tómalo como agua de tiempo durante un mes.

# INFUSIÓN No. 18

## INGREDIENTES:

* Centaura.
* Limón.
* Correguela.

## PREPARACIÓN:

Pon en un recipiente no metálico, 1 litro de agua al fuego. Cuando arranque el hervor, apágalo. Ponle una cucharada de cada una de las hierbas, remueve y tápalo 10 minutos. Cuela y tómalo como agua de tiempo durante un mes.

# INFUSIÓN No. 19

## INGREDIENTES:

* Pie de león.
* Avena.
* Sábila.

## PREPARACIÓN:

Pon en un recipiente no metálico, 1 litro de agua al fuego. Cuando arranque el hervor, apágalo. Ponle una cucharada de cada una de las hierbas, remueve y tápalo 10 minutos. Cuela y tómalo como agua de tiempo durante un mes.

# INFUSIÓN No. 20

## INGREDIENTES:

- Zarzamora.
- Palo de pájaro.
- Perifollo.

## PREPARACIÓN:

Pon en un recipiente no metálico, 1 litro de agua al fuego. Cuando arranque el hervor, apágalo. Ponle una cucharada de cada una de las hierbas, remueve y tápalo 10 minutos. Cuela y tómalo como agua de tiempo durante un mes.

# INFUSIÓN No. 21

## INGREDIENTES:

- Arándano.
- Alhova.
- Olivo.

## PREPARACIÓN:

Pon en un recipiente no metálico, 1 litro de agua al fuego. Cuando arranque el hervor, apágalo. Ponle una cucharada de cada una de las hierbas, remueve y tápalo 10 minutos. Cuela y tómalo como agua de tiempo durante un mes.

# INFUSIÓN No. 22

## INGREDIENTES:

- Enebro.
- Romero.
- Cardo.

## PREPARACIÓN:

Pon en un recipiente no metálico, 1 litro de agua al fuego. Cuando arranque el hervor, apágalo. Ponle una cucharada de cada una de las hierbas, remueve y tápalo 10 minutos. Cuela y tómalo como agua de tiempo durante un mes.

## INFUSIÓN No. 23

INGREDIENTES:

- Limón.
- Correguela.
- Valeriana.

PREPARACIÓN:

Pon en un recipiente no metálico, 1 litro de agua al fuego. Cuando arranque el hervor, apágalo. Ponle una cucharada de cada una de las hierbas, remueve y tápalo 10 minutos. Cuela y tómalo como agua de tiempo durante un mes.

## INFUSIÓN No. 24

INGREDIENTES:

- Higo.
- Olivo.
- Alcachofa.

PREPARACIÓN:

Pon en un recipiente no metálico, 1 litro de agua al fuego. Cuando arranque el hervor, apágalo. Ponle una cucharada de cada una de las hierbas, remueve y tápalo 10 minutos. Cuela y tómalo como agua de tiempo durante un mes.

## INFUSIÓN No. 25

INGREDIENTES:

- Avena.
- Ortiga.
- Centaura áspera.

PREPARACIÓN:

Pon en un recipiente no metálico, 1 litro de agua al fuego. Cuando arranque el hervor, apágalo. Ponle una cucharada de cada una de las hierbas, remueve y tápalo 10 minutos. Cuela y tómalo como agua de tiempo durante un mes.

# INFUSIÓN No. 26

## INGREDIENTES:

✺ Damiana.
✺ Cebolla.
✺ Pie de león.

## PREPARACIÓN:

Pon en un recipiente no metálico, 1 litro de agua al fuego. Cuando arranque el hervor, apágalo. Ponle una cucharada de cada una de las hierbas, remueve y tápalo 10 minutos. Cuela y tómalo como agua de tiempo durante un mes.

# INFUSIÓN No. 27

## INGREDIENTES:

✺ Alhova.
✺ Ortiga.
✺ Tronadora.

## PREPARACIÓN:

Pon en un recipiente no metálico, 1 litro de agua al fuego. Cuando arranque el hervor, apágalo. Ponle una cucharada de cada una de las hierbas, remueve y tápalo 10 minutos. Cuela y tómalo como agua de tiempo durante un mes.

# INFUSIÓN No. 28

## INGREDIENTES:

✺ Correguela.
✺ Endrino.
✺ Arándano.

## PREPARACIÓN:

Pon en un recipiente no metálico, 1 litro de agua al fuego. Cuando arranque el hervor, apágalo. Ponle una cucharada de cada una de las hierbas, remueve y tápalo 10 minutos. Cuela y tómalo como agua de tiempo durante un mes.

# INFUSIÓN No. 29

## INGREDIENTES:

- Cacahuates.
- Eucalipto.
- Limón.

## PREPARACIÓN:

Pon en un recipiente no metálico, 1 litro de agua al fuego. Cuando arranque el hervor, apágalo. Ponle una cucharada de cada una de las hierbas, remueve y tápalo 10 minutos. Cuela y tómalo como agua de tiempo durante un mes.

# INFUSIÓN No. 30

## INGREDIENTES:

- Palo de pájaro.
- Nogal.
- Enebro.

## PREPARACIÓN:

Pon en un recipiente no metálico, 1 litro de agua al fuego. Cuando arranque el hervor, apágalo. Ponle una cucharada de cada una de las hierbas, remueve y tápalo 10 minutos. Cuela y tómalo como agua de tiempo durante un mes.

# INFUSIÓN No. 31

## INGREDIENTES:

- Sábila.
- Alcachofa.
- Avena.

## PREPARACIÓN:

Pon en un recipiente no metálico, 1 litro de agua al fuego. Cuando arranque el hervor, apágalo. Ponle una cucharada de cada una de las hierbas, remueve y tápalo 10 minutos. Cuela y tómalo como agua de tiempo durante un mes.

# INFUSIÓN No. 32

## INGREDIENTES:

- Romero.
- Cardo.
- Damiana.

## PREPARACIÓN:

Pon en un recipiente no metálico, 1 litro de agua al fuego. Cuando arranque el hervor, apágalo. Ponle una cucharada de cada una de las hierbas, remueve y tápalo 10 minutos. Cuela y tómalo como agua de tiempo durante un mes.

# INFUSIÓN No. 33

## INGREDIENTES:

- Olivo.
- Centaura áspera.
- Berros.

## PREPARACIÓN:

Pon en un recipiente no metálico, 1 litro de agua al fuego. Cuando arranque el hervor, apágalo. Ponle una cucharada de cada una de las hierbas, remueve y tápalo 10 minutos. Cuela y tómalo como agua de tiempo durante un mes.

# INFUSIÓN No. 34

## INGREDIENTES:

- Valeriana.
- Tronadora.
- Higo.

## PREPARACIÓN:

Pon en un recipiente no metálico, 1 litro de agua al fuego. Cuando arranque el hervor, apágalo. Ponle una cucharada de cada una de las hierbas, remueve y tápalo 10 minutos. Cuela y tómalo como agua de tiempo durante un mes.

# INFUSIÓN No. 35

## INGREDIENTES:

✤ Ortiga.
✤ Pie de león.
✤ Correguela.

## PREPARACIÓN:

Pon en un recipiente no metálico, 1 litro de agua al fuego. Cuando arranque el hervor, apágalo. Ponle una cucharada de cada una de las hierbas, remueve y tápalo 10 minutos. Cuela y tómalo como agua de tiempo durante un mes.

# INFUSIÓN No. 36

## INGREDIENTES:

✤ Perifollo.
✤ Zarzamora.
✤ Romero.

## PREPARACIÓN:

Pon en un recipiente no metálico, 1 litro de agua al fuego. Cuando arranque el hervor, apágalo. Ponle una cucharada de cada una de las hierbas, remueve y tápalo 10 minutos. Cuela y tómalo como agua de tiempo durante un mes.

# INFUSIÓN No. 37

## INGREDIENTES:

✤ Nogal.
✤ Berro.
✤ Valeriana.

## PREPARACIÓN:

Pon en un recipiente no metálico, 1 litro de agua al fuego. Cuando arranque el hervor, apágalo. Ponle una cucharada de cada una de las hierbas, remueve y tápalo 10 minutos. Cuela y tómalo como agua de tiempo durante un mes.

# INFUSIÓN No. 38

## INGREDIENTES:

* Alcachofa.
* Avena.
* Endrino.

## PREPARACIÓN:

Pon en un recipiente no metálico, 1 litro de agua al fuego. Cuando arranque el hervor, apágalo. Ponle una cucharada de cada una de las hierbas, remueve y tápalo 10 minutos. Cuela y tómalo como agua de tiempo durante un mes.

# INFUSIÓN No. 39

## INGREDIENTES:

* Eucalipto.
* Berros.
* Damiana.

## PREPARACIÓN:

Pon en un recipiente no metálico, 1 litro de agua al fuego. Cuando arranque el hervor, apágalo. Ponle una cucharada de cada una de las hierbas, remueve y tápalo 10 minutos. Cuela y tómalo como agua de tiempo durante un mes.

# INFUSIÓN No. 40

## INGREDIENTES:

* Tronadora.
* Avena.
* Sábila.

## PREPARACIÓN:

Pon en un recipiente no metálico, 1 litro de agua al fuego. Cuando arranque el hervor, apágalo. Ponle una cucharada de cada una de las hierbas, remueve y tápalo 10 minutos. Cuela y tómalo como agua de tiempo durante un mes.

# HELIOTERAPIA Y LUMINOTERAPIA

Estabilizar los niveles de serotonina, ya sea con el correcto aporte nutricional, con hierbas, ejercicios, psicoterapias o mediante la luminoterapia que, a través del nervio óptico incide sobre la glándula pineal, es uno de los recursos más efectivos que tenemos para aumentar la vitalidad de un paciente con diabetes y controlar su glucosa en sangre.

A través de la estimulación de la luz en los ojos, la glándula pineal, localizada en el centro del cerebro, libera la hormona melatonina. La melatonina es liberada al torrente sanguíneo por la noche, cuando no existe estimulación de la luz y tiene sus menores valores en sangre durante el día. La glándula pineal y su interdependencia con el resto del cuerpo, guarda la llave de muchos misterios de la juventud, la vitalidad y el envejecimiento del ser humano. La luminoterapia y helioterapia o terapia del sol, tiene una eficacia comprobada científicamente para mejorar el estado de salud físico y mental de los seres humanos. La luz del sol se compone de una variedad de energías que son transmitidas a la tierra en forma de ondas electromagnéticas y sólo el 1% del total del espectro electromagnético puede ser percibido por el ojo humano.

El espectro total de luz se compone de tres elementos:

1. Ondas de luz infrarroja.

2. La porción visible del espectro electromagnético que contiene todos los colores del arco iris, del color violeta (con la menor longitud de onda) al color rojo (con la mayor longitud de onda) y

3. La luz invisible (rayos gama, rayos X y rayos ultravioleta).

La luz entra a los ojos no sólo para estimular la visión y la glándula pineal, sino para estimular nuestro reloj biológico en el hipotálamo. El hipotálamo controla el sistema nervioso y el sistema endocrino (el que controla y estimula la producción y utilización de las hormonas como la insulina) que en conjunto controlan la mayoría de las funciones energéticas y reguladoras del organismo.

## TERAPIA LUMINOSA

Como apoyo para la terapia de la diabetes, se puede utilizar una luz brillante. Hay lámparas que imitan a la luz solar emitiendo una luz muy potente, como de 10.000 lux. La terapia de luz consiste en una caja con luz de espectro total (pero sin los rayos ultravioletas dañinos para la piel) diseñada para proporcionar luz brillante, que estimule la energía vital y regule el equilibrio hormonal y funcional del organismo.

La terapia de luz consiste en una caja con luz de espectro total (sin rayos ultravioletas) diseñada para proporcionar luz brillante, que estimule la producción de hormonas.

Los pacientes son colocados ligeramente de lado a la pantalla luminosa a una distancia de aproximadamente un metro; de esta manera son expuestos a la cantidad de luz que recibirían si miraran el exterior a través de una ventana en un mediodía de verano, esto es, alrededor de 2.500 lux. Durante todo el tiempo de exposición los pacientes deben mirar cinco segundos de cada minuto a la fuente luminosa. De preferencia, esta exposición se debe hacer en las primeras horas de la mañana, durante un período que variará entre 30 minutos, hasta 2 a 4 horas.

La terapia con lámparas de luz puede ser aplicada en casa aunque debe ser recomendada y controlada por un médico especializado. Es necesario exponerse a la terapia luminosa por medio de una lámpara a medio día, porque la eliminación de la melatonina, cambia al medio día y al estimular en ese momento al sujeto se aumenta la secreción de melatonina, lo que está directamente relacionado con la energía vital y la salud.

## LOS BENEFICIOS DEL SOL

En los seres humanos la luz tiene influencia en diferentes funciones fisiológicas, entre ellas el equilibrio de la energía, el ciclo sueño-vigilia y los estados de ánimo. Estos datos han sido comprobados en países como Finlandia y Noruega, que tienen largos inviernos con meses sin luz.

Existe una relación directa entre la disminuida exposición al sol y la elevada incidencia de irritabilidad, depresión, fatiga, insomnio y otras enfermedades relacionadas con las funciones hormonales de los pacientes diabéticos. La exposición al sol equilibra la energía vital del organismo, mejora el funcionamiento del sistema endocrino, tonifica el sistema cardiovascular, mejora el sistema inmunológico, combate el cansancio, la depresión y el estrés, entre otras aportaciones; a esto se le conoce como helioterapia.

La coloración de la piel es la respuesta del cuerpo ante los rayos solares, que se oscurece para protegerse de ellos. Tomar el sol en pequeñas dosis favorece la formación de vitamina D, que contribuye a fijar el calcio en huesos y dientes, tonifica, da vitalidad a la piel y al organismo en general mediante el ingreso de energía universal al ciclo energético del cuerpo.

El sol también influye en el carácter de las personas, equilibra el sistema nervioso y combate los estados de fatiga y depresivos.

La exposición al sol es un hábito saludable que algunas personas transforman en dañino por el exceso a la exposición a sus rayos lumínicos específicamente a los rayos ultravioleta, arriesgándose a desarrollar enfermedades de la piel, como el cáncer.

El culto al cuerpo, la moda y la pretensión de lucir un bronceado rápido y permanente lleva a muchas personas a tomar el sol sin medida ni cuidados básicos, por eso la terapia con luz solar debe de seguir las indicaciones de horario y dosis al igual que cualquier otro tipo de tratamiento.

Sigue al pie de la letra las siguientes recomendaciones de tratamiento de la diabetes con helioterapia:

## DOSIS:

- Toma el sol gradualmente, limita la exposición los primeros días, es recomendable que la primera semana no excedas de 15 minutos al día.

- Utiliza una crema de protección solar con un factor de protección de 35 sombras.

- Evita tomar el sol entre el mediodía y las 4 de la tarde, dado que en estas horas los rayos son más intensos.

- La hora correcta para la helioterapia es alrededor de las 11 de la mañana o a las 5 de la tarde.

- Algunos medicamentos pueden incrementar la sensibilidad de la piel al sol, entre ellos la hierba de San Juan. Consulta a tu médico.

- Los rayos ultravioletas reflejados en agua, arena o nieve, pueden dañar de igual forma que los recibidos por exposición directa. Ten cuidado con las superficies reflejantes.

- Protege del sol a los niños pequeños.

# HIDROTERAPIA: TRATAMIENTO
# COMPLEMENTARIO

La hidroterapia es uno de los más antiguos métodos de tratamiento preventivo y curativo de enfermedades. El elemento curativo no puede ser más sencillo: el agua, el elixir vital de la naturaleza. Si bien resulta simple, no es por ello menos efectiva que cualquier otra de las innumerables terapias que han ido surgiendo y desarrollándose en el curso de la historia de la medicina.

En la actualidad se pueden reconocer las propiedades medicinales del agua, que desde hace más de 2,300 años empleaba Hipócrates para curar a sus enfermos.

El agua es un medio extraordinario para aplicar calor o frío al cuerpo y suministrarle preparados medicinales. Por su efecto de empuje, por la presión que puede ejercer, o por la resistencia que ofrece debemos considerarla como un elemento terapéutico de primer orden. La palabra hidroterapia significa tratamiento mediante el agua; no obstante, el éxito de los procedimientos hidroterápicos no reside propiamente en el agua en sí, sino en el resultado de aplicar sobre el cuerpo humano estímulos de tipo térmico (frío-calor), mecánico (mayor o menor presión, arrastre o rozamiento sobre los tejidos) y químico (preparados medicinales que pueden añadirse al agua).

Se emplea el agua en sus diferentes estados (sólido, líquido y gaseoso) y a temperaturas frías o calientes con el fin de ayudar a mantener y restaurar la salud. Es eficaz en el tratamiento de una amplia variedad de padecimientos y se puede utilizar fácilmente en el hogar, como parte del cuidado de nuestro organismo.

Existen diferentes modalidades dentro de la hidroterapia, como curas de hidratación oral, lavados, chorros, baños, sauna, vahos e inhalaciones, envolturas, termales, lienzos, hidromasajes, etc. Cada uno tiene sus propios efectos terapéuticos e indicaciones, y pueden combinarse para obtener mejores resultados en el tratamiento de la diabetes. Además, cada una de estas modalidades pueden aplicarse de diferentes formas, dependiendo de la temperatura, minerales, esencias y tés que se agreguen al agua, serán los resultados y los beneficios obtenidos.

## HIDRATACIÓN ORAL

La hidratación en los pacientes diabéticos es básica en el tratamiento y control de la enfermedad. Para ello es necesario que cuando menos tomen 2,250 ml al día.

El agua es un diurético natural que estimula la función renal, además es un medio extraordinario para barrer los tóxicos y los excesos alimenticios que se encuentran en el tracto digestivo, así se considera un laxante perfecto que facilita el funcionamiento intestinal evitando el estreñimiento.

## HIDROENEMAS O LAVADOS RECTALES

Enema es el procedimiento de introducir líquidos en el recto y el colon a través del ano. Los enemas pueden llevarse a cabo por razones médicas y como parte de terapias alternativas. También se le conocen con el nombre de lavativas, que anteriormente se le aplicaban a los niños pequeños.

Éstos son recomendables en los diabéticos ya que efectúan una limpieza casi completa del intestino grueso, eliminando tóxicos y residuos que, de quedar más tiempo en el intestino alteran el funcionamiento general de nuestro organismo, provocando dolores de cabeza, alergias, reacciones inmunológicas débiles, etc.

Preparación: a 1.5 litros de agua agrégale 2 cucharadas de linaza, 2 limones partidos en cruz, una cebolla picada y 5 dientes de ajo. Pon a hervir esta fórmula hasta que se consuma medio litro, déjala enfriar, mézclala en la licuadora y cuélala exprimiendo perfectamente todos los ingredientes. Aplícala por vía rectal, reteniéndola de 5 a 10 minutos antes de expulsarla.

## APLICACIÓN EXTERNA DE LA HIDROTERAPIA

La finalidad es mejorar la circulación sanguínea y desinflamar los tejidos afectados en la diabetes, toma en cuenta las indicaciones de tiempo, localización y frecuencia. No sobrepases la dosis indicada, para evitar alteración en la sensibilidad nerviosa o quemaduras por frío. (nunca se debe aplicar hielo de manera directa a la piel).

1.- Aplícate lavados de cuerpo completo con agua fría todas las mañanas, por no más de 10 minutos.

2.- Todas las tardes, aplícate baños en los brazos con agua fría durante 10 minutos.

3.- Todas las noches aplícate lavados de pies con agua fría, durante 5 minutos.

## COMPRESAS

1.- Aplícate una compresa con agua fría en el abdomen durante 40 minutos, 3 veces por semana.

2.- Compresas en forma de calcetín con agua fría durante 5 minutos, 3 veces al día cada tercer día.

3.- Compresas de agua fría durante 10 minutos en los muslos, una vez al día por las tardes.

# BAÑOS DE ASIENTO

Estos son recomendables por lo menos una vez al día y con una duración aproximada de 20 minutos, con agua ligeramente caliente. La finalidad es disminuir la congestión pélvica y aumentan la energía vital de nuestro cuerpo, estimulando el sistema hormonal.

Retardan los periodos de envejecimiento y fortalecen el sistema glandular haciendo que todo nuestro organismo esté en equilibrio.

## TERMALES

El contenido de minerales de las aguas termales ayudan al aporte de minerales junto con la nutrición terapéutica. Son 20 minutos por la tarde los que debes dedicar a este tratamiento 3 veces por semana, y una hora antes de dormir deberás tomar 250 ml de una infusión de valeriana, pasiflora, garra del diablo y cola de caballo.

Estos masajes con aguas termales estimulan la circulación sanguínea, bajan la presión arterial, alivia los malestares óseos y musculares, reduce el estrés y produce un estado de alta relajación. Aprovecha las aguas termales de gran calidad que hay en nuestro país, te recomiendo el balneario de Ixtapan de la Sal y sus fosas de aguas termales.

Los pacientes diabéticos que llevan a cabo este esquema de tratamiento de hidroterapia para la diabetes, generalmente logran perder peso, bajan sus niveles de glucosa y disminuyen las dosis de insulina o hipoglucemiantes bajo recomendación de su médico.

# CROMOTERAPIA: TERAPIA
# LLENA DE COLOR

El tratamiento por colores corresponde a una de las muchas aplicaciones de las energías que han cultivado los orientales desde hace miles de años. En un nivel de eficacia similar al de la acupuntura, la cromoterapia se basa en la consideración de una energía global, de la que la materia, por ejemplo, es una manifestación más, y en la que cada color tiene su efecto compensador yin o yang para conseguir el equilibrio orgánico, esto es, la salud.

Como la mayor parte de las otras medicinas alternativas o complementarias, carece de efectos secundarios, pudiendo ser utilizada en procesos de autocuración por cualquier persona con una preparación mínima. Pero aquí hay que decir lo de siempre: sólo en manos de expertos puede llegar a ser la cromoterapia una herramienta útil para devolver la salud a un organismo afectado por cualquiera que sea el proceso patológico, incluyendo la diabetes.

Una de estas leyes es la expresada por los colores, la cual establece una correlación entre dichos colores básicos y los órganos rectores del cuerpo, a través de los meridianos de energía que lo recorren. Es obligado recordar en este momento que, para los chinos, los órganos no deben ser entendidos al modo occidental como una entidad anatómica, sino como una energía con relación preferencial con el órgano físico y con las funciones por él controladas.

En principio, parece que la forma obvia sería utilizar directamente una luz coloreada sobre el paciente. Por supuesto así es, pero no olvidemos que el concepto de la cromoterapia es fundamentalmente energético, por lo que también pueden ser usados elementos materiales, cuyas propiedades admiten ser cambiadas o potenciadas por su exposición a la luz o a los colores directamente.

Los elementos más energéticos que se usan como infusiones cromáticas son el agua, las infusiones, el aceite y algunas veces, el vino y el aire, además de la luz. Por otro lado, los alimentos también tienen un efecto cromoterapéutico según sus colores.

Nuestra percepción del color es posible gracias a la propiedad de los cuerpos de emitir o reflejar la luz, y a nuestra capacidad neurofisiológica para captar este fenómeno.

La retina de nuestros ojos cuenta con dos células nerviosas responsables de la percepción de los colores y que por su forma se denominan bastones y conos. Los bastones que son alrededor de 130 millones en cada ojo, captan la luminosidad y el brillo. Mezclados con los conos, unos 7 millones, perciben el matiz.

Estos últimos, a su vez se clasifican en tres tipos llamados rojos, azules y verdes, especializados en captar cada uno de esos colores. La gama de colores que percibimos se producen a partir de las distintas proporciones en que se impresionan dichos tipos de conos.

Sin duda, un proceso neurofisiológico complejo pero que, en mucho, contribuye a la cabal percepción visual de nuestro entorno, a la captación de la energía y la estimulación de nuestro cuerpo para responder ante las enfermedades y contribuir a su curación.

El tratamiento generalizado de cromoterapia para la diabetes consiste en la aplicación del color amarillo mediante luz coloreada, durante sesiones de 20 minutos sobre la zona del páncreas, en un tratamiento diario por tiempo indefinido.

# AMARILLO

El amarillo afecta fuertemente al chakra del plexo solar, y estimula las facultades mentales de la persona a la que se le aplica. El amarillo o el oro indican poder, da un sentido de tolerancia, paciencia y sabiduría ganada de experiencias pasadas.

Aumenta las ganas de hablar, ayudan a mantener la mente clara y previene los olvidos. Da gran agilidad a la mente y al desarrollo intelectual. Es el color de las revelaciones y de los territorios inexplorados. Es el color de los chismes. Estimula la risa, que es excelente tónico del organismo. Carece de limitaciones. Es energía.

El amarillo es el símbolo del espíritu y el intelecto, de la inteligencia superior y la sabiduría, del plano mental. Su vibración positiva y magnética produce sobre el sistema nervioso un efecto tonificante.

También acelera la actividad nerviosa y el pensamiento. Favorece el contacto e intercambio con los demás. Contrarresta la fatiga interior, da jovialidad y soltura. Es la sofisticación y la diplomacia. Estimula la concentración y el razonamiento sin descartar la intuición. Tolerancia, amplitud de miras, espíritu investigador.

Se relaciona con los siguientes órganos: el hígado, la vesícula, el páncreas, el bazo, el estómago medio, la piel y el sistema nervioso.

- Es desintoxicante, limpia y tonifica el cuerpo, alivia el estreñimiento.
- Elimina la celulitis, sirve para perder peso.
- Nutre el sistema nervioso central.

El color de la luz y el sol. Aporta una gran dosis de alegría y optimismo. Está indicado para los estados de decaimiento de ánimo debido a su poder antidepresivo. Además, fomenta el descanso y la capacidad intelectual. Ayuda a aliviar problemas gastrointestinales. El color amarillo contribuye de modo apreciable en el tratamiento de la diabetes.

Se asocia con la alegría y la felicidad. Le brinda energía al sistema linfático y hormonal por lo que es de gran utilidad para la diabetes. Estimula y favorece la oxigenación de los tejidos. Contribuye en la tarea de perfeccionar la personalidad. El amarillo también ayuda a despertar de nuevo el entusiasmo por la vida y una mayor confianza y optimismo.

Los especialistas en cromoterapia administran las dosis correctas de color mediante de rayos de luz coloreada, agua solarizada, la elección de alimentos según su color, la coloración ambiental, la ropa, los alimentos ricos en el color seleccionado, etc., a menudo estos terapeutas combinan estas herramientas.

A través de la ropa también expresamos nuestra salud. Como consecuencia de ello, podemos usar los colores para equilibrar nuestro estado interno, lo que redundará en beneficio de todo nuestro mundo personal y social.

Mientras acudes con un medico especializado, puedes aprovechar 'c ; alimentos en los que predomine este color, exponer tus infusiones a la luz del sol a través de un vaso de vidrio amarillo, usar ropa y ambientar tus habitaciones de amarillo.

# CATAPLASMAS Y FANGOTERAPIA

La aplicación adecuada de la fangoterapia, apoya sin lugar a dudas al restablecimiento de la normal actividad de los órganos vitales y por consecuencia a la recuperación de la salud.

La tierra es un elemento con múltiples bondades que proporciona al ser humano la posibilidad de cultivar gran diversidad de plantas y criar animales de todo tipo para su sustento; también es materia prima en la elaboración de productos tan diversos como cerámica, ladrillos o vidrio, de modo que en cualquier rincón de nuestra existencia podemos encontrarla y darnos cuenta de que sin ella, simplemente, no podríamos existir.

Pero, sus generosas virtudes no se detienen ahí, ya que el hombre también ha encontrado que ciertos tipos de arcilla mezclados con agua, y ocasionalmente con vegetales o algas, forman distintos barros medicinales que permiten reforzar la salud. Todo este conocimiento ha permitido el surgimiento y evolución de la fangoterapia, técnica muy en boga en nuestros días.

La tierra es una extraordinaria fuente de energía. Esta práctica que sólo requiere disponer de una bañera confortable en casa, ayuda a reactivar y estimular las funciones naturales del cuerpo. Pero podemos ir más allá. El barro tiene muchas propiedades que benefician al organismo. Es desinflamante, cualidad que lo convierte en una solución ideal en caso de inflamaciones superficiales producidas por golpes o picaduras, y gracias a su capacidad de absorber el calor, refresca la zona y favorece la circulación sanguínea.

Otra propiedad es que actúa sobre los órganos internos como descongestionante. Su aplicación es beneficiosa para los riñones, páncreas, hígado o estómago, ya que soluciona desarreglos digestivos, acidez o estreñimiento. Sólo hace falta aplicar sobre el vientre una cataplasma de barro, que absorbe el calor excesivo y reactiva el flujo sanguíneo.

Actualmente el fango es conocido principalmente por sus beneficios en la piel. Se utiliza como mascarilla en la limpieza del cutis y del cabello. Y es que la gran capacidad de absorción del barro atrae las toxinas acumuladas bajo la piel, eliminando las impurezas.

Pero las propiedades del fango parece que no tienen fin. Es un regenerador celular, lo que ayuda a la cicatrización de llagas, heridas o úlceras. Es purificante, hecho que facilita la eliminación de abscesos y forúnculos. También es un poderoso antiséptico, especialmente útil para inhibir el desarrollo de elementos patógenos.

El barro obtenido de fuentes termales, cuyo origen se relaciona directamente con zonas de moderada o antigua actividad volcánica, poseen las más altas concentraciones de minerales. Se forman cuando las sales y algunos elementos radioactivos son arrastrados de las entrañas de la tierra hacia la superficie por el flujo de agua caliente. La arcilla ahí contenida acumula paulatinamente estos elementos junto con sustancias de origen vegetal, como vitaminas y clorofila, creando complejas combinaciones de gran valor para la salud.

Indicaciones terapéuticas:

1.- Aplícate una cataplasma de barro o arcilla en el abdomen durante 60 minutos y retíralo con esponja y agua tibia, una vez a la semana.

2.- Aplícate un cataplasma de barro con infusión de cola de caballo durante 2 horas al día, en el área de los riñones para descongestionarlos y evitar o retrasar las alteraciones renales de la diabetes una vez por semana. Retíralo con esponja y agua tibia.

3.- Aplica un cataplasma de barro con infusión de manzanilla, hielo y sal durante 3 horas diarias, por la noche para controlar los daños del páncreas, para desinflamar el abdomen y estimular la diuresis renal una vez por semana. Retíralo con esponja y agua tibia.

4.- Aplícate un cataplasma de barro en forma de botas en las piernas dos veces por semana. Amasa el barro con té de árnica y sal, extiéndelo sobre un lienzo con un espesor de 2 centímetros cubre tus piernas con el lienzo desde los pies hasta los muslos y déjalos durante toda la noche con las piernas elevadas unos 30 centímetros. A la mañana siguiente retira los lienzos y limpia tus piernas con esponja y agua tibia

5.- Aplícate un cataplasma de barro en los párpados de los ojos durante 30 minutos, por las noches 3 veces por semana, o más si sientes mucha congestión o pesadez en los ojos. Retíralos con esponja y agua tibia.

6.- Baños de arcilla para las piernas durante 20 minutos por las noches. Agrega agua a una tina o cubeta en la que se puedan introducir las piernas hasta la mitad por lo menos, agrega barro hasta que quede una mezcla con la consistencia del atole. Introduce tus piernas y realiza movimientos de estiramiento de los pies y de los dedos de forma suave. Al final enjuaga tus pies y piernas con agua de árnica fría, sécalos y realiza una frotación intensa con alcohol alcanforado, dejándolos reposar durante 30 minutos en alto.

7.- Baños de barro 3 veces por semana durante 3 meses. Son el tratamiento más completo, ya que todo el cuerpo recibe la energía del barro. Haz un hoyo en la

tierra de aproximadamente 70 cm de profundidad y
lo suficientemente ancho y largo para que lo ocupe el
paciente, vierte en él agua de árnica, cola de caballo,
manzanilla, y 200 ml de vinagre de aguardiente caliente
para que los poros se abran. Permanece en él 20 minutos
y posteriormente te darás un baño de agua fría de 4
minutos, al salir te envuelves en una sábana seca pero
sin secar el cuerpo para reposarlo durante una hora.
Durante la exposición al barro, toma una infusión de
cola de caballo y ortiga para potenciar el efecto de la
fangoterapia.

# CEPILLA TU PIEL

La fricción en seco o el cepillado diario de la piel es un buen hábito para estimular la actividad de los poros y eliminar material de desecho, permitiendo que la piel conserve sus aceites naturales, favoreciendo la circulación sanguínea, la sensibilidad y la función de los nervios, por lo tanto previniendo complicaciones en los pacientes diabéticos.

Se requiere un cepillo suave para cuerpo o una loofa natural. El cepillo debe ser de buena calidad y preferiblemente de cerdas naturales con el fin de no irritar tu piel.

Se cepilla la piel sin usar ningún aceite y los movimientos son circulares o de abajo para arriba y viceversa. A continuación describimos la técnica para realizar el cepillado en seco para la piel de los pacientes con diabetes:

- Empieza con las palmas de las manos y continúa con los brazos.

- Sigue con las plantas de los pies y continua hacia arriba hasta terminar con el pecho y la espalda.

- Si eres mujer, evita el área del busto porque la piel es muy sensible allí.

- Pon énfasis en áreas donde tienes celulitis, várices o alteraciones de la sensibilidad, procurando hacerlo más energético y frecuente, pero sin dañar tu piel.

- Usa un cepillo blando de mango largo; nunca cepillos de cerdas fuertes para evitar producir erosiones en la piel.

*155*

- Evita las áreas donde tengas cortaduras, moretes o grietas de cualquier tipo. También evita cepillarte donde se tengas barros, granos o espinillas.

- Si se padeces de eczema u otra condición de la piel, como la neurodermatitis, no debes utilizar este tratamiento.

Es importante señalar que cuando se cepilla todos los días, al principio, se sentirá la piel irritada. Sin embargo, si se usa un cepillo suave, esta sensación desaparecerá después de unos días. Pero si tienes la piel seca o delicada no lo realices todos los días, hazlo un día sí y un día no, te dará buenos resultados. La mejor hora para el cepillado es antes de dormir o antes del baño.

Si usas las esponjas o los cepillitos es necesario mantenerlos libre de bacterias y hongos. Para esto tienen que estar limpios y secos en un lugar donde puedan ventilarse.

Dosis: el cepillado se puede realizar con un cepillo de cerdas suaves (siempre de cerdas naturales, nunca de nylon), o con una toalla mojada en una infusión de cola de caballo y bien exprimida. Frota vigorosamente pero sin lesionar la piel de todo tu cuerpo, una vez al día antes de dormir.

# ACTIVIDAD FÍSICA TERAPÉUTICA

Es precisamente la actividad física, uno de los aspectos terapéuticos más importantes en el tratamiento de la diabetes. La terapia con ejercicio estimula un sin número de beneficios en la salud y provoca cambios importantes en las funciones de casi todos los órganos del cuerpo, haciéndolos más eficientes, con lo que se logra controlar y equilibrar los niveles de glucosa en sangre, además de reducir al mínimo las complicaciones por el exceso de azúcar en los tejidos.

El ejercicio y el deporte han sido considerados, desde hace mucho tiempo, como una medida higiénica y terapéutica, ya que regulan la producción y utilización de hormonas, esas sustancias químicas que intervienen todos los procesos metabólicos del cuerpo. El ejercicio rutinario además te afectará positivamente en el estado de ánimo y mejorará tu salud emocional de manera muy importante.

Está comprobado que la suma de pequeños cambios en la actividad física diaria, realizados en forma constante y durante mucho tiempo son benéficos para el control de los niveles de azúcar en la sangre.

Muchos estudios han demostrado que el declive en la fuerza, resistencia y en el desempeño de las ocupaciones se asocia al desuso en una mayor proporción que al envejecimiento. La pérdida de la resistencia, también conocida como capacidad para el ejercicio aeróbico o volumen máximo de oxígeno, es debido, al menos en parte, a la pérdida de la masa muscular e incremento de la masa adiposa, proporciones corporales que son fatales para los pacientes con diabetes, pero que con el ejercicio bien dosificado y controlado se logran revertir a favor del paciente.

A pesar de los cambios que produce la edad tales como el descenso de la velocidad máxima del latido cardiaco y disminución de la capacidad vital, se han realizado estudios para comparar a personas que realizan ejercicio físico regularmente con personas sedentarias, demostrando un declive significativamente menor en el volumen máximo de oxígeno en los que realizan ejercicio físico, efecto que beneficia de manera extraordinaria a los pacientes diabéticos evitando las complicaciones más terribles y mortales, entre ellas el pie diabético.

El movimiento de brazos y piernas puede producir una absorción rápida de insulina cuando se realiza ejercicio, si la insulina fue inyectada en esas zonas. Hoy día se considera que el vientre es el mejor lugar para inyectar la insulina el día de la actividad como prevención del descenso de azúcar.

El ejercicio produce los siguientes beneficios:

- Disminución del ritmo cardiaco.
- Disminución de la presión sanguínea.
- Aumento del funcionamiento cardiaco.
- Aumento general de la fuerza.
- Aumento de la resistencia muscular.
- Aumento de la rapidez del movimiento y agilidad.
- Aumento de la densidad ósea.
- Aumento de la flexibilidad.
- Mejora la postura.
- Aumento del metabolismo de la glucosa.
- Disminución del estreñimiento.
- Aumento del oxígeno en varios tejidos corporales.
- Incremento del aporte sanguíneo a las glándulas productoras de hormonas, mejorando su funcionamiento.

Los beneficios psicológicos del ejercicio incluyen:

* Reducción de la ansiedad.

* Mejora la actitud mental, el rendimiento laboral y las relaciones familiares..

* Disminuye a niveles mínimos y moderados la depresión.

* Control de los niveles de estrés.

* Ayuda a mejorar en calidad el sueño y a descansar correctamente.

* Disminuye la sensación de fatiga.

* Reducción de los niveles de neurosis.

* Colabora en el tratamiento de la diabetes desde el punto de vista psicológico y físico.

* Genera un bienestar completo en el organismo que hace más eficientes todos los sistemas, por lo que el cuerpo y la mente trabajan con más equilibrio y adaptación al medio ambiente.

El ejercicio mejora el funcionamiento integral de tu cuerpo y mente; de esta forma los sistemas y los órganos involucrados en el metabolismo de la glucosa, van a lograr su mejor desempeño.

El término movimiento indica un cambio en lugar, posición, o postura de todo el cuerpo o de sus segmentos. El movimiento corporal se produce por la acción de los músculos esqueléticos, lo cual implica la utilización y liberación de energía.

Por otro lado, ejercicio es aquella actividad física planificada, estructurada, repetitiva y dirigida hacia un fin, por ejemplo para el mejoramiento o mantenimiento de la flexibilidad o de la velocidad, o para el control del gasto de energía de un paciente con diabetes.

La actividad física es cualquier actividad que haga trabajar al cuerpo más fuerte de lo normal. Sin embargo, la cantidad real que se necesita de actividad física depende de los objetivos individuales de salud, especialmente para el paciente diabético, por lo tanto el ejercicio debe ser bien dosificado y controlado.

Si el paciente no está entrenado previamente, su capacidad de enfrentar el ejercicio sin complicaciones es mucho menor, pues con el entrenamiento los músculos tendrán más reserva de glucógeno que le proporciona energía y no captarán tanta glucosa sanguínea por lo que la posibilidad de hipoglucemia disminuye.

A mayor duración de la actividad, mayor consumo de energía sobre todo de glúcidos. Sin entrenamiento, el paciente puede no tolerar ni 20 minutos de ejercicio, pero con un entrenamiento progresivo y bajo control puede realizarse 1 hora de ejercicios sin tener problemas.

Toda actividad física supone un gasto extra de energía. En estas circunstancias para el paciente con diabetes, existe una mayor demanda energética dependiendo de la edad, la intensidad, duración y periodicidad del deporte que practica; si esta demanda no se tiene en cuenta en el paciente pueden aparecer hipoglucemias (disminución del azúcar sanguíneo), que aun siendo leve pude acentuar la fatiga muscular por la práctica deportiva y producir bajo rendimiento, además de poner en riesgo su salud.

Todo esto debe ser tomado en cuenta para una adecuada dosificación que evite la hipoglucemia y la desazón por sentirse desintegrado, más fatigable y con poco rendimiento, pero que signifique el invaluable beneficio que representa para el paciente diabético la terapia complementaria para su enfermedad con actividad física.

Recomendaciones para la alimentación en relación al ejercicio:

1. La alimentación debe ser suficiente para atender la demanda energética del ejercicio. Generalmente se necesita aumentar de 100 a 500 calorías según la calidad del ejercicio. Toma en cuenta la fórmula que se encuentra en el capítulo de Contando Calorías, si llevas a cabo el programa de terapia con actividad física hasta 3 km al día, realiza la fórmula como medianamente activo, y conforme avances en tu programa individual, aumenta de 100 a 500 calorías.

2. Reparte tus alimentos en varias comidas para mejorar la absorción y digestión de las comidas.

3. Procura horarios regulares para evitar grandes oscilaciones de la glucemia y permitir la reconstrucción de la reserva de glucógeno.

4. Ajusta las colaciones si se prevé un ejercicio intenso o prolongado y han pasado 2 horas luego de una ingesta liviana.

5. Incluye suplementos alimentarios post ejercicio, si la glucemia a las 2 horas o nocturna, está en niveles bajos, (coméntalo con tu médico).

6. La hidratación debe ser suficiente, con agua fresca para compensar la pérdida por el sudor.

7. La ingestión de sodio en forma de queso, atún o sardinas etc., y de potasio a través de frutas o jugos (naranja, limón, tomate, té, etc.), mantendrá el equilibrio electrolítico necesario para evitar la fatiga y ayudará a eliminar los ácidos (láctico y cetónico), que pueden producirse durante el ejercicio.

Cada persona puede realizar sus ejercicios en casa después de que haya recibido las indicaciones iniciales de la terapia, pero es necesario que acuda periódicamente a que el médico especialista cor.ıpruebe su progresión y ajuste la prescripción de la dosis de ejercicio.

En resumen, la actividad física mejora la calidad de vida de cualquier persona, pero lo mejor de todo es que es una excelente opción para prevenir y tratar la diabetes, pero es muy importante que un médico especializado te indique la dosis correcta para iniciar un programa seguro y eficiente. Pero en general, tendrás una excelente mejoría con las recomendaciones que te he dado y un programa de ejercicio moderado siempre que te encuentres acompañado.

El ejercicio debe de brindarnos un espacio de recreación y agrado ¿Cómo lograr esto?, es muy sencillo, hay un gran número de ejercicios disponibles tanto dentro de la casa como fuera de ella: brincar la reata, caminar aprisa moviendo los brazos con energía, carrera estacionaria, correr, nadar, jugar tenis, andar en bicicleta, bicicleta estacionaria, y muchos otros, la idea es que no se convierta en un momento de obligación y tedio, sino que sea un espacio en el que nos regalamos tiempo para nosotros mismos, en el que vamos a hacer algo por amarnos, querernos, apapacharnos y divertirnos, mientras obtenemos beneficios físicos y mentales para el tratamiento de la diabetes.

Toma en cuenta los siguientes consejos:

a) Inicia tu plan de actividad física lentamente y progresando de manera gradual.

b) Pide ayuda a tu médico para planificar un programa de actividad física adecuado a tu caso, mientras sigue el siguiente programa.

c) Ejercítate regularmente, mínimo 3 días a la semana y sin fallar.

d) Realiza los ejercicios en forma lenta y suave, respirando con tranquilidad, evita movimientos que te puedan ocasionar lesiones, y no te fatigues de forma extenuante, no es necesario llegar a ese grado.

e) Siempre incluye períodos de calentamiento antes de hacer cualquier actividad física y de relajamiento al finalizar tu actividad física.

f) Utiliza calzado de piel y suelas que amortigüen los impactos.

g) Usa ropa de algodón, tanto interior como exterior. Usa la ropa necesaria, no más de la que se necesite para tu actividad física.

Estas son unas pautas básicas para saber qué deporte puedes practicar y bajo qué condiciones:

1.-Conoce tus limitaciones físicas, motrices y psicológicas, para que no hagas un esfuerzo exagerado.

2.-Planifica la intensidad del esfuerzo. No todos pueden realizar el mismo ejercicio con la misma intensidad. Una forma sencilla de saber si estás sobre tu límite de seguridad es cuando tienes que jalar mucho aire y no puedes hablar al tiempo que estás haciendo tu ejercicio.

3.-Para que obtengas beneficios con el ejercicio y adaptaciones orgánicas que mejoren tu estado de ánimo es conveniente que, como mínimo, lo hagas tres veces a la semana, aunque lo ideal es que lo hagas casi todos los días.

4.-No uses elementos plásticos que impidan la transpiración de tu cuerpo con la pretensión de adelgazar.

Sigue la siguiente rutina de ejercicios como parte del programa de actividad física:

# QIGONG

Ejercicios para el fortalecimiento de la mente y el cuerpo.

Calentamiento:

Al inicio del ejercicio se realiza un breve saludo que consiste en la unión de las manos en el centro del pecho presionando los nudillos de los pulgares contra la hendidura del corazón. Esta acción neutraliza la parte izquierda femenina y la derecha masculina, para centrarse y lograr el equilibrio interno.

Giro espinal:

Después de haber realizado el saludo, comienza a girar lentamente, de un lado hacia el otro utilizando sólo los muslos para impulsar el movimiento, dejando que la cintura, el torso y los brazos sigan naturalmente girando con el movimiento producido por las piernas. Mantén los brazos y codos sueltos de manera que al ir aumentando cada giro, las manos lleguen a golpear el pecho y la espalda cuando se complete cada vuelta. La cabeza y el cuello han de mantenerse erguidos y deben girar de modo que pueda verse la parte trasera del hombro. Aumenta progresivamente el alcance de cada giro hasta que hayas alcanzado tu límite de flexión, procura que el ejercicio sea lento, suave y rítmico.

A horcajadas:

Adopta una postura con las piernas muy abiertas y los pies en 45°, las manos firmemente plantadas en la cintura. Manteniendo la espalda lo más derecha posible y la cabeza erguida, toma una inhalación y flexionando las rodillas baja la posición lentamente mientras se exhala, baja todo lo que puedas pero sin perder el equilibrio o provocar una tensión excesiva; enseguida al inhalar vuelve a elevar el cuerpo hasta que las piernas estén estiradas y las rodillas estén derechas. Evita inclinar el cuerpo al bajar puesto que se anularía el estiramiento sobre los muslos.

Contracción abdominal:

En la misma posición anterior, lleva las manos sobre las rodillas con los pulgares hacia fuera, toma una inhalación profunda, exhala completamente y contrae el abdomen hacia la espalda, relaja e inhala de nuevo, repite el ejercicio.

Estiramiento lateral:

Entrelaza las manos y elévalas por encima de tu cabeza con las palmas hacia arriba, estírate todo lo posible empujando las palmas hacia el cielo, después, exhala inclinando la parte superior de tu cuerpo hacia un lado, de modo que el lado opuesto quede abierto y estirado, continúa inclinándote hasta que hayas llegado al límite de tu capacidad de flexión y tus pulmones estén vacíos, después, mientras inhalas, vuelve a enderezarte lentamente. Al exhalar inclínate en dirección opuesta. Repite tres veces de cada lado.

Flexión de brazos:

Del ejercicio anterior, baja los brazos hacia los lados a la altura de los hombros con las palmas hacia abajo. Extiende el dedo índice y medio mientras sostienes los otros dos dedos contra la palma con el pulgar. Estira las manos hacia arriba desde las muñecas, de manera que el índice y medio queden apuntando hacia arriba y después estíralos apuntando hacia abajo. Repite varias veces doblando las manos todo lo posible desde las muñecas.

Giro de hombros:

Con los brazos sueltos y relajados gira los hombros hacia adelante, levántalos hacia las orejas y luego hacia atrás todo lo posible, vuelve a describir un círculo amplio. Repite varias veces el movimiento y cambia la dirección del giro. Intenta mantener los músculos del hombro y brazo sueltos en sus articulaciones.

Respiración de fuelle:

Este es un tipo de ejercicio clásico dentro de los ejercicios de respiración taoísta cuya finalidad es la de eliminar toxinas de los pulmones y del torrente sanguíneo, en la respiración de fuelle los pulmones sólo se llenan a la mitad, prestando más atención a la exhalación, permitiendo vaciar por completo el aire haciendo un bombeo abdominal. Como su nombre lo indica, la respiración semeja un fuelle y debes hacerlo alrededor de 20 veces por minuto. Lo puedes realizar en cualquier momento del día, pero es muy benéfico cuando necesitamos limpiar el sistema y cargarnos de energía.

Respiración alterna:

En la misma posición anterior, sentado con la espalda erguida y los pies cruzados realiza ahora la respiración alterna: inhala profundamente y no dejes que se escape el aire, tapando la fosa nasal derecha con el pulgar de la mano derecha y la fosa izquierda con el dedo anular de la misma mano, los dedos índice y medio se mantienen doblados hacia la palma. Relaja las contracciones, abre la fosa nasal izquierda para realizar una exhalación larga, lenta y controlada. Haz una breve pausa para relajar el abdomen, enseguida inhala por la fosa nasal izquierda, cuando los pulmones estén llenos, tapa la fosa izquierda y abre la derecha permitiendo una exhalación larga, lenta y controlada. Repite varias veces los ejercicios alternadamente.

Realiza los siguientes ejercicios:

1. Sobre las puntas de los pies descalzos, camina con pequeños pasos durante 5 minutos.

2. De pie con los brazos pegados al cuerpo, levántate sobre la punta de tus pies y luego baja lentamente. Repítelo 20 veces.

3. Recuéstate en la cama. Levanta las piernas y bájalas lentamente. Hazlo en forma progresiva, hasta que puedas lograr 3 series de 10.

4. En la misma posición; mueve tus piernas tipo bicicleta. Hazlo 50 veces.

5. Acostado, levanta una pierna flexionando la rodilla y sosteniendo tu pantorrilla con ambas manos, extiende tu rodilla para lograr una posición en forma de L (hasta donde lo logres sin lastimarte) suéltala y bájala lentamente. Hazlo en 3 series de 10 con cada pierna.

6. Acostado sobre la cama con las piernas ligeramente levantadas, lleva hacia adelante y hacia atrás cada pie flexionando y extendiendo el tobillo, 30 veces.

7. Acostado sobre la cama con las piernas ligeramente levantadas, lleva hacia un lado y hacia el otro cada pie, 30 veces.

8. También acostada, gira tus pies de afuera hacia adentro 30 veces.

9. Ahora de adentro hacia afuera 30 veces, manteniendo tu posición.

10. Mueve los dedos de tus pies hacia adelante lo más que puedas y luego hacia atrás. Repítelo 30 veces.

## PROGRAMA DE CAMINATA Y BICICLETA FIJA:

1. Comienza caminando con paso normal 500 m, aproximadamente cinco cuadras durante la primera semana.

2. Aumenta aproximadamente 100 m, que equivale a una cuadra semanalmente hasta caminar como mínimo 3 km ó 30 cuadras diariamente, como distancia óptima se debe llegar a caminar 5 km (50 cuadras) diariamente.

3. Comienza caminando un promedio de 15 minutos por kilómetro hasta llegar a caminar 1 km en 10 minutos.

Desarrolla un programa de trote de mediana intensidad, (consulta con tu médico si puedes iniciar con trote o debes iniciar el programa caminando):

1. Se inicia el trote durante un período de tiempo en el que no sientas cansancio o falta de aire.

2. Se debe continuar con esta misma actividad todos los días durante una semana.

3. Se incrementa la carga anterior un minuto semanalmente hasta lograr trotar durante 20 minutos.

4. A partir de esta actividad, el incremento en el tiempo será de 2 minutos semanalmente hasta llegar a trotar 30 minutos.

Para desarrollar un programa de bicicleta fija:

1. Se inicia el pedaleo sin resistencia o en mínima resistencia a 15 km/hr durante un período de tiempo en el que no sienta cansancio o falta de aire (10 minutos por lo menos).

2. Se debe continuar con esta misma actividad todos los días durante una semana.

3. Se incrementa la carga anterior dos minutos semanalmente hasta lograr pedalear durante 30 minutos.

4. Al llegar a esta parte del programa se incrementa 5 km/hr por ciclo y se reinicia como está descrito en los puntos 1 al 3, hasta llegar a 30 km/hr y se mantiene el programa.

# ESENCIAS: RECUPERA TU ARMONÍA CON LA NATURALEZA

El término aromaterapia deriva de aroma-olor y terapia-tratamiento, lo que significa: tratamiento a través del olor o del sentido del olfato. La aromaterapia es una antigua forma de medicina natural que armoniza en conjunto lo físico, lo emocional, lo mental y lo espiritual, a través del uso de los aceites esenciales de las plantas.

Los aceites esenciales son concentrados aceitosos que se extraen por medio de algún proceso de las hojas, flores, semillas, corteza, raíces o frutos de diversas plantas; generalmente se evaporan al contacto con el aire, por lo que también son conocidos como aceites volátiles. La mayor parte de los aceites se obtienen de plantas a través de procesos destilación.

La extracción de los aceites esenciales de las partes vegetales se realiza de diversas formas, en función de la calidad del aceite y de la estabilidad de sus constituyentes; ya que en la mayoría de los casos, éstos tienden a degradarse cuando se someten a altas temperaturas u otro tipo de tratamiento extremo. La extracción de aceites esenciales se realiza fundamentalmente a través de cuatro métodos:

1. Destilación con agua: la planta sólo se pone en contacto con agua, es común para la extracción de aceites con propiedades medicinales.

2. Destilación con agua y vapor: la parte de la planta se pone en contacto directo con vapor, mismo que diluye el aceite el cual es recolectado en agua.

3. Destilación con vapor: la parte vegetal se pone en contacto directo con vapor y los aceites son recolectados directamente.

4. Destilación con solventes: el aceite se extrae en un solvente, mismo que después debe ser separado. Antes del proceso de destilación la planta o la parte de la planta de interés se seca parcialmente y se machaca, esto ayuda a incrementar la superficie de contacto del solvente y agilizar el proceso de destilación

Como consecuencia de su concentración en principios activos, los aceites esenciales pueden combatir con validez un determinado número de afecciones, en especial las relacionadas con la función del sistema nervioso, del sistema endocrino, la energía y el equilibrio físico-mental.

La aromaterapia permite que veamos la atmósfera de otro color y los problemas desde otro punto de vista. A través de los aceites esenciales, se amplía nuestra percepción física, emocional y espiritual, relacionada con la salud-enfermedad, manteniendo el equilibrio en las esferas integrales del ser humano, elevando el nivel de energía, mejorando el metabolismo de los nutrientes, su utilización por todas y cada una de las células del cuerpo, y por lo tanto auxiliando en el tratamiento de la diabetes.

Cada planta despide su propio aceite esencial, sea hierba, especies, resinas, hojas o flores, y cada una genera diferentes efectos benéficos en nuestro organismo.

En situación de debilidad física, es posible a través del olfato procurarse un equilibrio energético, utilizando las esencias aromáticas o los aceites esenciales, que contienen las sustancias estimulantes que requiere el organismo para aprovechar la energía de los alimentos y equilibrar la función de los sistemas del cuerpo.

Para el tratamiento de la diabetes, te recomiendo el uso de los siguientes aceites, aplicándolos a través de baños, masajes, perfumes y aplicaciones al pañuelo de la siguiente manera:

1. Baño de tina: hasta 15 gotas en agua tibia, durante 15 minutos. No uses agua excesivamente caliente.

2. Masajes: 10 gotas en 60 ml de aceite mineral, o de almendras. Aplícate los masajes en el abdomen por encima del ombligo en dirección de las manecillas del reloj.

3. Aplicación al pañuelo: aplica en tu pañuelo 2 gotas del aceite esencial. Te puede ayudar mucho cuando estés en la calle.

4. Perfumes: aplícate dos atomizaciones en la ropa a usar.

Los aceites esenciales que vas a utilizar son:

• Eucalipto.

• Jazmín.

• Jengibre.

• Limón.

• Mandarina.

• Manzanilla.

• Naranja.

# YOGA Y MANTRAS

La meditación es una técnica de introspección mental que minimiza la interferencia de los sentidos. Las técnicas más populares y conocidas de meditación provienen de las dos religiones más conocidas de Oriente, el budismo y el hinduismo. El estado fisiológico de los practicantes de la meditación experimenta cambios definitivos hacia un mejor funcionamiento.

Existen tantas formas de meditar como maestros e instructores. Sin embargo la mayoría de estas formas tienen varios elementos en común, que son:

a) Se debe buscar un ambiente lo más tranquilo y apartado de distracciones que nos sea posible.

b) Se debe adoptar una postura formal que nos sea cómoda. Una muy utilizada es una pose sentada con la espalda erecta. Esta es una postura que nos ayuda a mantenernos relajados pero alertas.

c) Debemos tener un objeto sobre el cual enfocar la atención. Este puede ser una imagen, o bien una palabra o frase que repetimos de manera constante, ya sea mentalmente o en voz alta. El objeto sobre el cual enfocamos la atención también puede ser una acción o nuestra propia respiración.

d) Debemos adoptar una actitud pasiva y receptiva. Forzar la concentración resulta un error. Durante nuestras meditaciones seguramente nos surgirán pensamientos extraños de todo tipo que nos pueden distraer de nuestro propósito. En lugar de luchar activamente para que no surjan dichos pensamientos es mejor simplemente darnos cuenta de que están ahí y gentilmente dejarlos ir sin involucrarnos en ellos a la vez que tranquilamente volvemos a nuestro foco de atención.

Cuando se llevan a cabo correctamente las técnicas de meditación y relajación, como el yoga y el t'ai chi, son sumamente efectivas para reducir el estrés y combatir la diabetes. Recientemente se ha encontrado que la práctica del hatha yoga, induce un estado de relajación que redunda en el equilibrio de las hormonas relacionadas con los estados de ansiedad, angustia y el metabolismo de la glucosa.

El hatha yoga utiliza una serie de movimientos por medio de los cuales se combinan ejercicios de respiración, estiramiento y una serie de poses que se llevan a cabo lentamente y se mantienen durante periodos que varían de unos segundos a varios minutos.

Superar las mentes negativas y cultivar pensamientos positivos es el propósito de las meditaciones que se enseñan en la tradición budista. Se puede realizar esta práctica espiritual durante todo el día, no sólo al practicar la meditación, sino también al trabajar, pasear o realizar otras actividades de bajo riesgo.

El propósito de la meditación es pacificar y calmar la mente. Cuando nuestra mente está serena, dejamos de tener preocupaciones y problemas, y disfrutamos de una verdadera felicidad que nos induce al equilibrio orgánico y por ende la salud. En cambio, si carecemos de paz mental, por muy agradables que sean las condiciones externas que nos rodean, nos volvemos susceptibles a la enfermedad y todo tipo de trastornos orgánicos.

Si nos adiestramos en la meditación, iremos descubriendo en nuestro interior cada vez más paz, serenidad y felicidad pura. Así, gozaremos en todo momento de felicidad, aunque tengamos que enfrentarnos con circunstancias adversas.

Por medio de la meditación, aprendemos a crear un espacio en nuestro interior y una flexibilidad y claridad mental que nos permiten controlar nuestra mente y las funciones de nuestro cuerpo sin que nos afecten los constantes cambios en las circunstancias externas. Son muchos los beneficios que la meditación nos brinda, ya que al poder compartir unos pocos minutos al día con nosotros mismos, con nuestra esencia y con la energía universal que se mueve e intercambia con la meditación, ganamos terreno en cuanto a nuestra salud mental, física y espiritual, y sobre todo podemos empezar a compartir de una forma más activa con ese mundo, la energía que nos rodea y que hasta ahora había sido vetada para muchos de nosotros.

La yogaterapia es un recurso extraordinario para el tratamiento de la diabetes. Acude con un especialista en yoga u otras técnicas de meditación y relajación. Para aquellas personas que nunca han meditado o para aquellas que desean utilizar un método de meditación seguro, están las meditaciones dirigidas en donde una persona de conocida trayectoria y experiencia te guía en la meditación, utilizando la técnica de visualización o aplicando inclusive técnicas de cromoterapia (terapias de color) para lograr ese estado de relajación consciente, e inclusive para ayudarte a establecer ejercicios de equilibrio de energía, técnicas de sanación en pacientes diabéticos, para concientizar y aplicar la energía al metabolismo del cuerpo, e inclusive para ayudarte a contactar conscientemente con Dios.

Mediante la práctica de la meditación también puedes invocar a tu guía o maestro espiritual, a Jesucristo, para pedirle que te ilumine en este proceso. Lo importante es que aprendas a concentrar tu atención en tu ser interno.

Cuando meditamos dejamos que Dios nos hable. Cuando rezamos nosotros somos los que hablamos con Dios, pero en la meditación, el silencio nos ayuda a entender Su voz divina.

Técnicas para la meditación:

La técnica siguiente te ayudará mucho a meditar. Lo importante es que la practiques con constancia. Verás los grandes beneficios que aparecen en tu existencia:

1. Busca un lugar tranquilo en la casa donde nadie te moleste al menos por 15 minutos todas las tardes.

2. En ese lugar baja un poco la luz para que no te distraiga, es preferible una luz suave o las de unas velas aromatizadas.

3. Enciende algún incienso para que te concentres mejor.

4. Siéntate cómodamente en una silla con la espalda recta, sin pegarla al respaldo. No cruces las piernas. Coloca las manos encima de tus muslos con las palmas vueltas hacia arriba.

5. Cierra tus ojos y trata de concentrarte en el punto que está entre tus cejas con los ojos cerrados, ese es el centro del tercer ojo donde se activa la energía interior.

6. Entonces respira suave y profundamente por la nariz mientras vas visualizando que ese aire, esa energía entra por tu nariz, llega a tu espalda y pasa hacia abajo por toda la columna vertebral, se riega por tu abdomen, toca tu páncreas y sigue hasta que llega al coxis. Retén unos segundos el aire en la base de la espina y luego expúlsalo lentamente por la boca. Todo con los ojos cerrados en calma.

7. No tienes que pensar en otra cosa, solamente ocúpate de respirar, o sea, concéntrate en la respiración hacia adentro y hacia afuera. De esa manera te vas a poner en contacto con tu ser interno y obtienes el primer paso de la meditación que es la relajación, la calma.

8. La energía viaja dentro de tu cuerpo por la parte correspondiente a la columna vertebral. Esa es la energía conocida como prana y cuando va pasando por la columna va armonizando y energizando los diferentes chakras que son centros de energía que están espiritualmente en la columna vertebral. Por eso al irse concentrando en la respiración solamente, ya estás logrando la primera parte. Haz este ejercicio cada vez que puedas, lo mejor es hacerlo todos los días.

Los mantras son sonidos vocales realizados como una fórmula mística de gran poder, para mover la energía del cuerpo y enlazarla con la energía universal a través de los chakras.

Chakra significa rueda, círculo, y designa el disco solar, atributo del dios hinduista Vishnu. Según el yoga, en el ser humano existen 74 puntos vitales o chakras situados entre el cuerpo etéreo y la envoltura carnal, cuyo objetivo es activarlos para alcanzar ciertos poderes físicos que mantengan o recuperen la salud.

Así estarían unidos al cuerpo en sus porciones física, mental y etéreo, a través de una serie de canales denominados nadis, una especie de carreteras de energía. La función principal de los chakras es absorber la energía universal, alimentando los distintos órganos del ser humano para finalmente irradiar energía hacia el exterior.

Sería fantástico poder mantener abiertos nuestros chakras todo el tiempo, pues viviríamos en un perfecto equilibrio físico y espiritual, pero tristemente nuestra actividad diaria, los contratiempos, nuestra educación, nuestros problemas, etcétera. provocan que nuestros puntos vitales se ensucien, o taponen o se cierren provocándonos diversas enfermedades como la diabetes.

Los chakras pueden abrirse con diversas técnicas. Y emitir esos mantras es uno de esos métodos para limpiar o abrir cada uno de nuestros chakras y de ti dependerá lo que desees hacer.

Para tratar la diabetes tenemos que abrir el tercer Chakra o MANIPÛRA - CHAKRA. Este chakra representa al fuego.

Este chakra permite liberarse del dolor y de la enfermedad. Está relacionado con la mente racional, la voluntad, el poder, y la autocuración.

Juega un papel muy importante en las relaciones interpersonales. Es por lo tanto, el chakra que más se relaciona con nuestro ego. La diferencia de este chakra con otros es la consistencia y uniformidad de la energía irradiada.

Si está abierto, las características anteriores estarán equilibradas y sin problemas. Si está cerrado resultaría de ello un sentimiento de inferioridad, confusión e inseguridad. Además también puede hacer que aumenten los deseos de posesión y poder, perdiendo el respeto por los demás.

A nivel físico pudiera ser causa de anemia, anorexia, ansia, arteriosclerosis, artritis, bulimia, dolor de cabeza, cáncer, calambres, cólicos biliares, diabetes, esterilidad, gastritis, gota, hernias, hígado, osteoporosis, retención hídrica, reumatismos crónicos, úlcera duodenal y vómito.

## PARA ABRIRLO

Reiki:

En la posición del loto, te pones las manos por encima del ombligo con los dedos juntos, recuerda no separar los dedos y poner una mano al lado de la otra. Y sacudírtelas cuando hayas terminado.

Mantra:

Respira profundamente tres veces. Después de procurar estar relajado emite el sonido "rrraaaaaammmm" (la "r" es suave). El tono tradicional correspondería con la nota musical Mi, pero recuerda que puedes hacerlo como te pida tu cuerpo.

Finalmente, cruza tus brazos y sitúa tus manos debajo de tus axilas. Después respira profundamente y mantente así durante unos minutos, mientras te acercas a Dios e incluyes en el esquema de tratamiento la terapia más importante de todas: la sanación por fe.

Yoga para abrir el tercer chakra:

Primero nos sentaremos sobre nuestros talones con las manos en las rodillas. Echaremos el cuerpo hacia adelante con los brazos extendidos y extendiendo bien la espalda respiraremos profundamente. Una vez tomado el aire lo exhalaremos mientras vamos subiendo e incorporándonos hasta estar con la espalda encorvada.

# TABLA CALÓRICA DE LOS ALIMENTOS

| 100 g de alimento | Cal | Prot. | Grasa | Cal. | Hie. |
|---|---|---|---|---|---|
| **Lácteos y derivados** | | | | | |
| Leche de vaca fresca | 65 | 3,3 | 3 | 120 | 0,1 |
| Leche de cabra | 90 | 3,9 | 6 | 190 | 0,2 |
| Leche en polvo entera | 490 | 26 | 27 | 920 | 0,6 |
| Leche en polvo descremada | 350 | 36 | 1 | 1200 | 0,6 |
| Leche condensada | 325 | 8,1 | 8,4 | 280 | 0,4 |
| Queso gruyere | 420 | 30 | 33 | 700 | 1 |
| Queso camembert | 305 | 18 | 26 | 162 | 0,5 |
| Queso crema | 300 | 26,7 | 21,5 | 300 | 1 |
| Queso roquefort | 364 | 22,4 | 30,5 | 700 | 0,5 |
| **Carnes, huevos y pescados** | | | | | |
| Carne de caballo | 120 | 18 | 5 | 10 | 2 |
| Carne de cabra | 180 | 16 | 19 | 9 | 2 |
| Carne de cerdo muy grasa | 375 | 13 | 35 | 6 | 1,4 |
| Carne de cerdo con poca grasa | 280 | 15 | 25 | 8 | 1,7 |
| Carne de conejo | 160 | 20 | 10 | 16 | 2,4 |
| Carne de liebre | 140 | 20 | 8 | 17 | 2,5 |
| Carne de oveja | 250 | 18 | 20 | 8 | 2,5 |
| Carne de ternera semigrasa | 190 | 19 | 12 | 10 | 2,1 |
| Carne de ternera magra | 156 | 19,5 | 8 | 11 | 2,4 |

| 100 g de alimento | Cal | Prot. | Grasa | Cal. | Hie. |
|---|---|---|---|---|---|
| Carne de vaca grasa | 300 | 17 | 25 | 10,5 | 2,5 |
| Carne de vaca semigrasa | 250 | 18 | 19 | 10 | 2,5 |
| Carne de vaca magra | 200 | 19 | 13 | 11 | 2,5 |
| Pato | 320 | 17 | 29 | 16 | 2 |
| Pavo | 260 | 20 | 20 | 21 | 4 |
| Pollo completo | 200 | 18 | 15 | 12 | 1,5 |
| Chorizo | 210 | 24 | 12 | 30 | 3,5 |
| Jamón crudo magro | 170 | 33 | 4,4 | 48 | 1,4 |
| Jamón crudo semigraso | 300 | 18 | 25 | 14 | 2 |
| Morcilla | 160 | 15 | 10 | 15 | 40 |
| Mortadela | 190 | 20 | 12 | 15 | 2 |
| Salchichas | 400 | 13 | 35 | 10 | 2 |
| Salchichas de Frankfurt | 200 | 15 | 14 | 9 | 2,3 |
| Salchichón | 420 | 25 | 35 | 10 | 3,6 |
| Hígado de vaca | 130 | 20 | 4 | 10 | 14 |
| Riñones | 130 | 17 | 7 | 20 | 5,3 |
| Sesos | 130 | 12 | 6 | 12 | 3 |
| Vísceras en general | 140 | 16 | 7 | 12 | 2 |
| Huevo de gallina (2) | 160 | 12 | 12 | 60 | 3 |
| Huevo de pata | 189 | 13 | 14 | 57 | 2,8 |

## Pescados y mariscos

| | | | | | |
|---|---|---|---|---|---|
| Almejas | 78 | 13 | 1,4 | 142 | 17 |
| Anchoas frescas | 95 | 20 | 13 | 25 | 1,4 |
| Arenques frescos | 160 | 19 | 8 | 100 | 1,1 |
| Atún fresco | 180 | 20 | 10 | 38 | 1,2 |
| Bacalao fresco | 75 | 17 | 0,5 | 20 | 0,6 |

*182*

| 100 g de alimento | Cal | Prot. | Grasa | Cal. | Hie. |
|---|---|---|---|---|---|
| Besugo fresco | 100 | 17 | 3,6 | 30 | 0,8 |
| Bonito fresco | 150 | 21 | 5 | 35 | 1 |
| Boquerones | 170 | 20 | 10 | 10 | 1 |
| Caballa fresca | 175 | 20 | 10 | 40 | 1,2 |
| Calamares | 80 | 14 | 1 | 144 | 1,7 |
| Cangrejos | 100 | 17 | 2 | 110 | 1,8 |
| Gambas (camarones) | 100 | 18 | 3 | 110 | 1,8 |
| Langosta | 90 | 17 | 2 | 100 | 0,5 |
| Langostinos | 115 | 18 | 4,3 | 190 | 1,7 |
| Lenguado | 100 | 19 | 2,5 | 22 | 0,8 |
| Merluza | 80 | 19 | 0,5 | 30 | 0,8 |
| Mero | 90 | 19 | 0,7 | 30 | 1,5 |
| Palometa | 125 | 20 | 5 | 25 | 0,7 |
| Pescadilla | 75 | 17 | 0,5 | 28 | 0,8 |
| Pulpo | 60 | 13 | 0,3 | 40 | 2,5 |
| Rape | 86 | 19 | 1,1 | 30 | 1,5 |
| Salmonete | 100 | 18 | 3,1 | 30 | 0,7 |
| Sardina | 160 | 26 | 6,5 | 100 | 3 |
| Trucha | 162 | 18 | 10 | 30 | 1 |
| Pescados ricos en grasa | 360 | 55 | 14 | 110 | 3,3 |
| Pescados pobres en grasa | 310 | 62 | 5 | 93 | 2,5 |
| Pescados en aceite | 300 | 25 | 22 | 340 | 2,2 |
| Otros | 314 | 22 | 24 | 44 | 1,3 |

## Legumbres tubérculos y frutos secos

| | Cal | Prot. | Grasa | Cal. | Hie. |
|---|---|---|---|---|---|
| Garbanzos | 360 | 20 | 6.5 | 130 | 8 |
| Guisantes secos | 346 | 22 | 2 | 60 | 5 |

| 100 g de alimento | Cal | Prot. | Grasa | Cal. | Hie. |
|---|---|---|---|---|---|
| Habas secas | 330 | 25 | 2 | 100 | 5 |
| Judías blancas | 330 | 20 | 2.5 | 130 | 7 |
| Lentejas | 320 | 22 | 2 | 60 | 7 |
| Papas | 85 | 2 | 0.1 | 10 | 0,6 |
| Almendras enteras | 480 | 26 | 40 | 250 | 4 |
| Avellanas enteras | 540 | 16 | 50 | 250 | 3 |
| Cacahuate | 560 | 29 | 45 | 50 | 3 |
| Castañas frescas | 170 | 2 | 1.6 | 50 | 1 |
| Nueces | 600 | 13 | 60 | 100 | 3 |

## Verduras y hortalizas

| | | | | | |
|---|---|---|---|---|---|
| Acelgas | 22 | 2 | 0.3 | 100 | 2.5 |
| Ajos | 100 | 4.5 | 0.2 | 20 | 2.3 |
| Alcauciles | 50 | 3 | 0.2 | 50 | 1.5 |
| Apio | 20 | 1.1 | 0.2 | 50 | 0.5 |
| Berenjenas | 27 | 1 | 0.2 | 20 | 0.8 |
| Calabaza | 15 | 0.8 | 0.1 | 18 | 2.3 |
| Cardo | 18 | 0.5 | 0.2 | 100 | 1.5 |
| Cebollas | 40 | 1.4 | 0.2 | 35 | 1 |
| Col de Bruselas | 47 | 5 | 0.3 | 40 | 1.5 |
| Coliflor | 30 | 3 | 0.3 | 25 | 1 |
| Escarola | 20 | 1.7 | 0.2 | 80 | 1.7 |
| Espárragos | 20 | 2 | 0.2 | 20 | 1 |
| Espinacas | 25 | 2.3 | 0.3 | 80 | 3 |
| Guisantes verdes | 85 | 6.6 | 0.4 | 25 | 2 |
| Habas frescas | 100 | 7 | 0.4 | 30 | 2 |
| Hortalizas frescas en general | 27 | 1,8 | 0,2 | 65 | 1,4 |

| 00 g de alimento | Cal | Prot. | Grasa | Cal. | Hie. |
|---|---|---|---|---|---|
| Ejotes verdes | 39 | 2.4 | 0.3 | 56 | 1 |
| Lechuga | 16 | 1.3 | 0.2 | 30 | 0.8 |
| Pepinos | 13 | 0.8 | 0.1 | 15 | 0.3 |
| Perejil | 43 | 3.2 | 0.6 | 190 | 3.1 |
| Pimiento | 30 | 1.4 | 0.3 | 0.8 | 0.7 |
| Poro | 50 | 1.8 | 0.2 | 60 | 1.3 |
| Rábanos | 20 | 1 | 0.1 | 30 | 1.2 |
| Remolacha (betabel) | 42 | 2 | 0.1 | 25 | 1 |
| Repollo (col) | 25 | 1.6 | 0.2 | 50 | 0.4 |
| Tomates | 20 | 1.1 | 0.3 | 11 | 0.6 |
| Zanahoria | 40 | 1.5 | 0.2 | 40 | 0.7 |

## Frutas

| | Cal | Prot. | Grasa | Cal. | Hie. |
|---|---|---|---|---|---|
| Aceitunas frescas | 135 | 1 | 14 | 100 | 2 |
| Piña | 54 | 1 | 0.2 | 20 | 0.5 |
| Cerezas | 60 | 1.1 | 0.4 | 20 | 0.4 |
| Ciruelas | 60 | 0.9 | 0.2 | 20 | 0.5 |
| Coco | 300 | 3.5 | 27 | 13 | 1.8 |
| Chirimoyas | 80 | 1 | 0.2 | 34 | 0.6 |
| Fresas | 40 | 0.8 | 0.6 | 28 | 0.8 |
| Frutillas | 40 | 0.9 | 0.5 | 30 | 0.7 |
| Higos | 65 | 1 | 0.4 | 53 | 0.6 |
| Higos secos | 280 | 3 | 0.8 | 90 | 3 |
| Limón | 35 | 0.8 | 0.3 | 40 | 0.6 |
| Mandarina | 43 | 0.8 | 0.2 | 33 | 0.4 |
| Manzana | 0,55 | 0.4 | 0.4 | 0.6 | 0.3 |
| Durazno | 0,55 | 0.8 | 0.2 | 10 | 0.6 |

| 100 g de alimento | Cal | Prot. | Grasa | Cal. | Hie. |
|---|---|---|---|---|---|
| Melón | 25 | 0.7 | 0.2 | 20 | 0.5 |
| Membrillo | 75 | 0.4 | 0.1 | 5 | 0.4 |
| Mermeladas | 300 | 1 | 0.3 | 12 | 0.3 |
| Naranja | 42 | 1 | 0.2 | 33 | 0.4 |
| Jugo de naranja | 40 | 0.4 | 0.3 | 11 | 0.7 |
| Pasas | 280 | 3 | 0.8 | 80 | 3 |
| Plátanos | 100 | 1.3 | 0.3 | 10 | 0.5 |
| Pera | 60 | 0.6 | 0.3 | 10 | 0.3 |
| Toronja | 30 | 0.6 | 0.2 | 25 | 0.5 |
| Sandia | 22 | 0.5 | 0.1 | 6 | 0.2 |
| Uvas | 65 | 0.7 | 0.4 | 19 | 0.6 |

## Cereales azúcar y bebidas

| | Cal | Prot. | Grasa | Cal. | Hie. |
|---|---|---|---|---|---|
| Arroz blanco | 360 | 7 | 0.8 | 10 | 1.1 |
| Centeno | 325 | 12 | 2.3 | 45 | 4 |
| Galletas | 380 | 7 | 7 | 45 | 1.2 |
| Harina de trigo (blanca) | 360 | 10 | 1.2 | 16 | 1 |
| Fideos | 360 | 10 | 0.6 | 20 | 1 |
| Maíz en grano | 360 | 9.4 | 4.3 | 8 | 2.5 |
| Maíz (harina) | 360 | 8 | 1.2 | 6 | 1.1 |
| Pan de trigo blanco | 280 | 8 | 0.8 | 30 | 1.4 |
| Pan de trigo integral | 286 | 9.4 | 1.5 | 50 | 3.6 |
| Pan de centeno | 261 | 9.2 | 0.7 | 38 | 2.8 |
| Sémola | 360 | 9 | 1 | 16 | 1.5 |
| Azúcar | 400 | .. | .. | .. | .. |
| Miel | 300 | 0.3 | | 5 | 0.8 |

| 100 g de alimento | Cal | Prot. | Grasa | Cal. | Hie. |
|---|---|---|---|---|---|
| Cerveza (4,4 % alcohol) | 30 | .. | .. | .. | .. |
| Vino (11% alcohol) | 77 | .. | .. | .. | .. |
| Coñac licores en general | 315 | .. | .. | .. | .. |
| Sidra | 41 | .. | .. | .. | .. |
| Bebida cola | 45 | .. | .. | .. | .. |

## Grasas y varios

| | | | | | |
|---|---|---|---|---|---|
| Aceite puro en general | 884 | .. | 100 | .. | .. |
| Cacao | 590 | 10 | 50 | 110 | 5 |
| Chocolates | 500 | 4 | 25 | 80 | 3.5 |
| Manteca de cerdo | 825 | .. | 99 | .. | .. |
| Manteca de cerdo | 720 | 0.6 | 82 | 17 | 0.1 |
| Margarina | 720 | 0.6 | 81 | 3 | 0.3 |

Nota al autor:

# COMENTARIO FINAL

Regularmente cuando una persona recurre a un tratamiento de medicina alternativa, es porque no siente mejoría con un tratamiento alópata, y al probar otras opciones y obtener buenos resultados prefieren continuar con la medicina naturista y evitar la intoxicación química de los medicamentos alopáticos. Pero en la mayoría de las veces, complementar la terapia tradicional con un estilo de vida, tratamiento y control basado en la medicina naturista, es la base del éxito en el tratamiento de muchas de las enfermedades crónico degenerativas.

Para el tratamiento de la diabetes, la terapia con medicina naturista complementaria da excelentes resultados, aunque también requieren de la evaluación y recomendación de un médico, recuerda que generalmente el problema radica en la glucosa que circula por la sangre producto de lo que comemos y lo que gastamos, en cuyo caso la medicina alternativa se convierte en un complemento que garantiza el éxito del tratamiento.

La medicina natural se basa en el equilibrio del organismo a través de la terapia nutricional, la frutoterapia, la fitoterapia, la aromaterapia, la terapia mediante la actividad física, etc., que tienen la finalidad de desintoxicar al organismo y ayudarlo a fortalecer sus funciones naturales para evitar el desarrollo, descontrol y las complicaciones de la diabetes, para mantener en buenas condiciones los órganos afectados por esta enfermedad, y para hacer más eficiente el funcionamiento del sistema neurológico, renal, circulatorio e inmunológico.

La terapia alimenticia basada en el control de las calorías, con una buena y equilibrada dieta, eliminando aquellos alimentos inadecuados y un estado mental emocional positivo, son requisitos indispensables para el control de la diabetes, para que el organismo disfrute de una larga vida, sana calmada, tranquila y sin el desarrollo de las terribles complicaciones diabéticas. La clave está en evitar esos alimentos dañinos y regresar a la alimentación natural, contando justo las calorías que necesita nuestro organismo para evitar que la glucosa se acumule de manera desmedida en la sangre.

Es importante entender que restringir cualquier tipo de comida sin disminuir el consumo total de calorías no tiene ningún beneficio significante. Cada comida debe incluir una mezcla de hidratos de carbono de preferencia complejos, proteínas y grasas saludables, en relación con el monitoreo y control total de calorías. Mejor aprende a comer nuevamente y no te prives de forma irracional de muchos alimentos, lo que al final, como sucede en muchos pacientes que no saben como controlar sus calorías, termina por convertirse en el factor que los lleva a comer nuevamente de forma descontrolada poniendo día a día en riesgo su vida.

Mejor busca tu armonía con la naturaleza y equilibra tu salud con medicina naturista integral.

## Bienvenidos al Mundo Naturista del Dr. Abel Cruz.

Que nos salvó y llamó con vocación santa,
no conforme a nuestras obras, mas según el
intento suyo y gracia, la cual nos es dada en
Cristo Jesús antes de los tiempos de los siglos,
Mas ahora es manifestada por la aparición de
nuestro Salvador Jesucristo, el cual quitó la
muerte, y sacó a la luz la vida y la inmortalidad
por el evangelio

2ª. Tim. 1:9-10

**Con infinito amor
para todos mis hermanos y amigos...**

**Dr. Abel Cruz**